30
d 287

$$\frac{T\,9600}{6\,6}$$

RÉSUMÉ

DE

MÉDECINE PRATIQUE.

bouffées de chaleur, des bruits dans les oreilles, ses yeux sont injectés et sensibles à la lumière, il a des saignemens du nez, mais incomplets. Mettez-le à une diète sévère, ouvrez largement les saphènes ou les rameaux de la pédieuse, tempérez l'exaltation de la tête par des linges imbibés d'eau froide ou d'oxycrat, appliquez sur les membres des cataplasmes bien chauds, excitez ainsi une douce diaphorèse, insistez sur les délayans.

Si la céphalalgie se lie à l'interruption d'un flux menstruel ou hémorrhoidal, cherchez à le rappeler par des saignées locales et par des clystères irritans.

Saignez les femmes enceintes qui ont la tête lourde et des soubresauts, les femmes pléthoriques qui, après l'âge de retour, ont des migraines avec vertiges, avec élancemens.

Lorsque la céphalalgie ne cesse pas, la fièvre augmente et des phénomènes plus graves se manifestent; ceux de l'encéphalite, de l'apoplexie.

La céphalalgie peut dépendre d'une simple excitation gastrique, d'une indigestion, de la surcharge bilieuse des premières voies. L'abstinence, quelques verrées de limonade cuite, deux pintes d'eau de Sedlitz ou de tisane de veau aiguisée avec un demi grain d'émétique, débarrassent le ventricule, en préviennent l'inflammation, et la céphalalgie se dissipe : résultat auquel on arrive encore, en buvant, tous les matins, à jeun, une livre d'eau fraîche.

Nous voyons des enfans ou des adultes à peau rude, peu perspirable, toujours chaude et bouttoneuse, qui sont souvent atteints d'une céphalalgie violente. Les bains tièdes, en corrigeant ce vice de la peau, font aussi s'évanouir ce dernier symptôme, que sa ténacité rend insupportable.

Ces bains conviennent également aux femmes hystériques que le mal de tête tourmente ;

Aux enfans vifs, sémillans, nerveux, pleins d'aptitude pour l'étude et qui en sortent avec la tête souvent très-fatiguée.

La détente dont ce moyen est suivi compense l'inconvénient qui résulte de la pression de l'eau, et que l'on atténue d'ailleurs, par des fomentations froides sur la tête, pendant toute la durée du bain.

La céphalalgie qu'occasione un obstacle au prompt retour du sang veineux dans l'oreillette droite et qui est symptomatique de l'hydrothorax, de l'hypertrophie du cœur, est toujours momentanément affaiblie par de petites émissions sanguines phlébiques ou capillaires.

L'origan, le thym, la marjolaine, le café, l'huile de caiéput, les stimulans diffusibles enlèvent quelquefois ces maux de tête très-aigus dont les femmes vaporeuses ou les hommes mélancoliques sont affligés, surtout si la réaction que ces médicamens provoquent se passe sur la peau et la fait se couvrir de moiteur.

Les filles chlorotiques, non menstruées ou irrégulièrement menstruées, supportent avec avantage l'impression des substances qui offensent le plus le goût et l'odorat. La rhue, la valériane, l'assafœtida dérangent la sensibilité viciée de leur cerveau et la ramènent à son rythme normal : la migraine de ces malades cesse alors.

L'opium et ses divers composés guérissent aussi certaines hémicrânies, celles surtout qui affectent les formes de la névralgie faciale, qui s'accompagnent du gonflement des paupières, de larmoiement, de douleurs à la tempe et à la joue : on a, dans cette occurence, extrait avec succès des dents cariées, coupé le nerf sus-orbitaire et employé les errhins.

Le quinquina emporte les céphalalgies qui surviennent par accès et pendant une épidémie de fièvres intermittentes : il dissipe quelquefois, et toujours il atténue les céphalalgies ou migraines périodiques qui se manifestent hors de ces conditions d'atmosphère.

Pour que ces médications spéciales soient supportées et réussissent, l'estomac doit être exempt de toute irritation : si non, préférez les lavemens de quinquina, les frictions répétées avec les teintures anti-spasmodiques, avec le laudanum et l'éther, les fumigations avec le karabé, les sinapismes sur l'épigastre.

Dans les douleurs de tête habituelles, incommodes plutôt que vives, auxquelles les hommes de cabinet, les gens nerveux ou valétudinaires restent sujets pendant de longues périodes de leur vie, quelques sangsues à la nuque ou derrière les oreilles, un cautère au bras, parfois un vésicatoire, les voyages, les eaux thermales dans la belle saison sont ordinairement salutaires : on efface ainsi pour plusieurs mois, cette disposition fluxionnaire.

Quand la céphalalgie aiguë , spontanée , résiste aux moyens actifs et se convertit en céphalée ou mal de tête chronique , il faut l'attaquer comme la céphalalgie constitutionnelle ; et en outre purger avec les pilules de Belloste, le mercure doux, l'aloës, les sels neutres, recourir au séton, au moxa, aux cautères à la nuque, que d'anciennes atteintes de rhumatisme ou de goutte, que d'anciens écoulemens supprimés rendent d'ailleurs indispensables.

Dans cette dernière conjoncture, portez par la suite ces éxutoires sur les membres inférieurs.

La céphalalgie des convalescens ou des malades épuisés par des hémorrhagies, par des pollutions nocturnes, demande les analeptiques, les ferrugineux et les cordiaux.

Enfin, la persistance opiniâtre de la céphalalgie indique une inflammation lente mais non interrompue des méninges, occasionée par une viciation humorale syphilitique ou par des exostoses à la table interne des os du crâne, comme aussi des tubercules ou une dégénérescence cancéreuse du cerveau. Le mercure a quelquefois dans le premier de ces cas, décidé une guérison inespérée : dans les autres, on a reculé le moment de la mort et adouci des souffrances souvent atroces, par les extraits d'aconit, de jusquiame ou de ciguë combinés avec les fonticules permanens.

DE LA MENINGITE ou PHRÉNÉSIE.

L'inflammation des méninges est ordinairement accompagnée de l'exaltation de la sensibilité et de la circulation capillaire cérébrale. Un délire sur-aigu caractérise cette maladie, à moins qu'il ne soit enchainé par la stupeur, laquelle appartient plus spécialement à la céphalite, et qui dépend alors d'une forte compression du cerveau, occasionée par l'excès de la turgescence sanguine.

Peu couvrir le malade et le placer dans un appartement où il n'y ait ni bruit, ni beaucoup de jour, ni courant d'air, dont la température égale et peu élevée puisse être facilement rafraîchie, voilà les premiers soins, auxquels succèdent la saignée du pied ou du bras et jusqu'à défaillance, celle de la temporale, de la jugulaire, des sangsues aux malléoles, au périnée, au vagin, à l'anus, des ventouses scarifiées aux cuisses; plus tard, le long du rachis, à la nuque, sur le cuir chevelu rasé, des sangsues dans les narines, aux apophyses mastoides, le long de la suture sagittale, des fomentations chaudes et relâchantes sur tout le tronc, des pédiluves, des cataplasmes tièdes sur les membres et la tête, saupoudrés d'un peu de moutarde pour les extrémités inférieures; puis, la glace sur la tête, tout en continuant d'appliquer sur les membres des topiques légèrement révulsifs, remplaçant enfin ceux-ci par les sinapismes, les vésicatoires.

A cette époque et le mal s'aggravant malgré toutes sortes de boissons douces, mucilagineuses,
rafraîchissantes, malgré les lavemens et les bains
entiers avec affusion froide sur la tête, lorsqu'il
y a carphologie, mussitation, évacuans, et toniques
par la suite, y insistant ou les suspendant selon l'indication ; car, à ce degré, très-souvent le ventricule et ses dépendances sont malades. Or, agir
trop vivement sur leur tissu, ce serait alors s'exposer à une réaction fâcheuse sur les membranes
du cerveau. Tentons néanmoins ces derniers remèdes qui parfois intervertissent la fluxion morbide
et raniment des organes dont la vitalité s'éteint,
faute d'influx nerveux.

Les juleps cordiaux aiguisés avec l'élixir de
Mynsicht, de Haller, avec l'esprit de Mindérérus,
le camphre, le musc et autres excitans très-vola-
tils, la limonade vineuse, la décoction de quinquina ou d'angélique sont, dans cette occasion,
les remèdes que l'on préfère, sauf à les suspendre, si le ventre se ballonne, si la langue noir-
cit et se dessèche davantage, si l'état du malade
empire. D'ailleurs, l'intestin fut-il réellement très-
lésé, cette excitation, étant instantanée et de peu
de durée, ne saurait nuire beaucoup.

La petitesse du pouls, la décoloration et le refroidissement de la peau, poussés à l'extrême,
font, même, une loi de provoquer quelque réaction par les toniques et de ne pas y renoncer incon-
sidérément, malgré les dangers de leur emploi.
Lorsqu'une issue défavorable parait prochaine,

conjurons la , en obéissant à l'indication la plus urgente.

Si la méningite devient rémittente ou intermittente, c'est un motif de plus et des moins récusables d'employer les toniques , le quinquina à forte dose et à l'exclusion des autres , quand les accès sont sub-intrans et pernicieux.

A mesure que la maladie se prolonge , il faut des tisanes plus nourrissantes , la décoction d'orge épaissie , l'eau de poulet gommée , l'eau laiteuse , les mucilages de lichen , salep , gruau. Passe-t-elle à l'état sub-aigu? associez à ces boissons les gelées de viande , les compotes de fruits , les fruits eux-mêmes , mais bien mûrs , et bornez-vous pour tout moyen actif au calomel , au séton et aux frictions quotidiennes avec des teintures excitantes.

On voit au reste, des méningites tellement graves dès le début qu'on ne saurait observer un traitement aussi mesuré ; il faut , en même temps que l'on saigne et que l'on rafraîchit, recourir à tous les genres de stimulans topiques , aux lavemens purgatifs , aux tisanes émétisées , aux potions avec la manne, l'huile de ricin , le sel cathartique amer. Cette méthode est bien moins sûre , mais l'exigeance du moment la rend indispensable. Dailleurs , dès que les symptômes diminuent , tempérez-en l'activité, pour ne point engendrer d'inutiles et parfois funestes angoisses. On doit , quand la sensibilité renait , affaiblir l'excitation que l'art avait provoquée , lorsque la sensibilité était éteinte , couvrir par exemple les plaies saignantes et douloureuses qui ont suc-

cédé aux vésicatoires , de beurre frais, de cérat ou
de cataplasmes cuits dans la décoction de pavots.

De même, si les toniques ont été mis en avant
et s'ils ont affaibli l'inflammation des méninges, il
convient assez souvent , après en avoir cessé l'usage, d'en calmer les effets locaux, c'est-à-dire qui
se passent sur l'estomac , pour que la stimulation
de ce viscère ne s'élève pas au point d'ébranler
l'encéphale.

DE LA CERÉBRITE.

On connait les symptômes de la cérébrite, la
stupeur, les raideurs musculaires partielles, l'affaiblissement paralytique d'un membre, la perte
progressive des sens et de l'intelligence : on sait
qu'elle se termine souvent par la fonte en pus de
la substance cérébrale. Aussi, quand cette maladie
se déclare inopinément , il faut l'attaquer comme
lorsqu'elle succède à une fracture du crâne, à une
commotion du cerveau , par d'abondantes saignées
et par tous les moyens indiqués dans le chapitre
précédent , seulement avec un surcroît d'énergie
et de promptitude : peu importe l'âge du malade,
qu'il soit enfant , qu'il soit vieillard.

Cependant, la cérébrite s'accompagne quelquefois , dans le typhus , de si graves symptômes de débilité , qu'on ne saurait agir de
la sorte. Si l'on saignait tout de suite largement ,
pour relever l'action du cerveau , avant que
cet effet se fut réalisé , l'action du cœur pourrait défaillir tout-à-fait et la mort arriver brusque-

ment; dans ce cas, bornons nous à de très-petites saignées, les réitérant plusieurs fois le jour, jusqu'à ce que le pouls se ranime et en permette de considérables.

Cette réserve est d'autant plus nécessaire que la cérébrite n'est pas alors exquise, qu'elle se lie à d'autres inflammations organiques ou qu'elle dépend d'un empoisonnement miasmatique ou de toute autre cause énervante.

Dans cette conjoncture, les évacuans et les révulsifs sont mieux supportés; et par la suite, un large vésicatoire sur la tête, l'application sur le cuir chevelu, la nuque et le dos, instantanée, mais renouvelée, toutes les dix minutes, d'un marteau élevé à 80 degrés de chaleur par l'immersion dans l'eau bouillante, la cautérisation avec des fers incandescens peuvent prévenir un épanchement dans les ventricules ou la suppuration du cerveau.

L'inflammation de cet organe existe quelquefois indépendamment de celle de ses membranes, tandisque l'inflammation des méninges entraine immédiatement un degré plus ou moins marqué d'irritation céphalique. Au surplus, le cerveau et ses membranes sont presque toujours simultanément affectés; et le traitement reste le même, que l'on présume cette inflammation ainsi combinée ou qu'on isole celle du cerveau de celle de ses membranes, et réciproquement.

Dans l'encéphalite comme dans toutes les maladies où l'innervation est affaiblie, il faut sonder, deux ou trois fois le jour, les malades qui n'urinent que par regorgement. On évite par là des irritations douloureuses aux bourses et aux fesses, et la viciation de l'air ambiant.

Enlevez avec soin les esquilles, lorsque la cérébrite succède à une fracture comminutive du crâne.

Le lait et le quinquina, les gelées et l'eau de Seltz, les frictions excitantes hâtent la cessation de la stupeur, de l'inertie morale qui survit quelquefois à l'encéphalite.

DE L'APOPLEXIE, DE LA PARALYSIE.

L'apoplexie a souvent pour prodromes, des crampes ou une faiblesse très-marquée dans un membre, une démarche incertaine, des vertiges, du bégaiement ; elle est quelquefois précédée de la somnolence.

Ces phénomènes indiquent la saignée pour les adultes et pour les vieillards encore verts, les évacuans pour les hommes pituiteux ou cacochymes.

Le plus souvent, on associe celle-là à ceux-ci, et des malades qui ont éprouvé plusieurs insultes apoplectiques, doivent à cette méthode de parvenir à un âge avancé.

Saignons hardiment les femmes en travail d'enfant, menacées d'apoplexie.

La saignée, répétée plusieurs fois l'an, peut prévenir pendant un temps illimité, l'apoplexie chez les femmes très-pléthoriques, qui ont les

extrémités inférieures œdématiées., et qui éprouvent fréquemment des demi-syncopes, des tintemens dans les oreilles et autres accidens analogues.

Dans l'apoplexie sanguine déclarée avec paralysie générale ou avec hémiplégie, ouvrez les veines, ouvrez les artères temporales ou pédieuses,
y insistant jusqu'à la diminution du râle, de l'in-
sensibilité ; appliquez des sangsues et des ventouses scarifiées à l'anus, au vagin, aux membres inférieurs, le long du rachis, cherchez à arrêter
cette hémorrhagie encéphalique comme l'épistaxis
et la perte utérine.

Le caillot, direz vous, bouche bientôt les vaisseaux béans dans la déchirure cérébrale, et l'hémorrhagie est ainsi mécaniquement suspendue ;
sans doute : mais ne faut-il pas atténuer la turgescence vasculaire pour que les effets de l'épanchement sanguin, déja si graves, ne s'accroissent pas
en raison de celle-ci, pour affaiblir l'ébranlement
hémorrhagique et la stimulation que le caillot entretient, corps étranger implanté violemment au
milieu du centre nerveux. Saignons donc ; en sous-
trayant beaucoup de sang, nous faciliterons le
rétablissement de la sensibilité, de l'innervation,
si non complet, du moins suffisant pour empê-
cher la mort ou la ruine totale de l'intelligence.

Cette excellente méthode préserve en outre de
l'hémiplégie consécutive, si l'apoplexie n'est déterminée que par l'extrême dilatation des vaisseaux
de l'encéphale, sans rupture dans l'intérieur de cet
organe et sans hémorrhagie.

La plénitude de l'estomac au moment où l'apoplexie se déclare, ne dispense pas de la saignée ;
cette circonstance devient même un nouveau
motif de la pratiquer.

Les révulsifs les plus puissans , les vésicatoires,
les cataplasmes avec la poudre d'euphorbe , de
renoncule , de clématite , de poivre , l'ammoniaque , l'eau bouillante , le feu trouveront ensuite
leur place : on n'en modère l'emploi et l'activité
que dans les cas où la sensibilité réveillée permet
la perception de la douleur. En effet , souvent
alors, les révulsions moins violentes , mais conti-
nues, étant plus utiles , il faut calmer l'impression
parfois trop excitante des cantharides.

Dans une atteinte si profonde , portée à l'organe
le plus noble , on doit multiplier les moyens d'action , et c'est à cette fin que l'on sollicite vivement
le tube intestinal : l'émétique en lavage , les sels
d'Epsom ou de Glauber, l'huile de ricin , la gomme-
gutte, l'aloès , la scammonée , les baies de nerprun, les lavemens avec la casse , les feuilles de
séné, le catholicum, avec le vin émétique , sont les
purgatifs le plus communément employés.

De graves symptômes d'apoplexie dont sont atteints des hommes d'un gros appétit, s'évanouis-
sent quelquefois rapidement après leur administration; c'est qu'il n'y avait pas hémorrhagie, mais
seulement turgescence sanguine cérébrale ; aussi,
lorsqu'ils s'en servent habituellement, ces gens là
se préservent de toute attaque , une déviation assez
soutenue ayant lieu sur les intestins, au profit de

leur cerveau, qui se dégage par cette voie, d'une sur abondance de sucs, d'une sorte d'hypersthénie. Les hommes de cabinet qui ne font d'ordinaire qu'un seul repas et souvent à la hâte, recourent volontiers et avec fruit aux purgatifs, dès que leur tête est menacée.

Une fois l'hémorrhagie et la déchirure cérébrale accomplie, le traitement doit se rapporter aux forces et à l'âge de ces malades; sauf plus d'insistance sur la purgation, à cause de leurs habitudes particulières.

L'apoplexie frappe encore assez fréquemment des gens secs, maigres, valétudinaires; l'hémorrhagie étant ordinairement dans ce cas moins considérable, le kyste qu'elle forme en déchirant le cerveau occupant moins de place, l'innervation n'est point alors aussi affaiblie. Quelques émissions sanguines, des révulsions non interrompues, mais habilement ménagées, arrêtent les progrès ultérieurs de cette maladie et favorisent la résorption du caillot.

Si les symptômes en sont au contraire très-intenses, ce qui peut arriver; on saigne plus fortement, on choisit des agens de révulsion plus énergiques, on diminue la masse du sang et des humeurs, et on en prévient un nouvel afflux à la tête, en sollicitant des évacuations alvines et des suppurations très-abondantes : ce qui est une manière indirecte, mais non moins réelle, de dépouiller le sang de ses principes les plus riches.

Dans ces occurrences, les topiques tièdes et

relâchans sur la tête et le tronc sont utiles, comme la glace et les topiques froids dans les apoplexies foudroyantes.

Les toniques ne sont point à rejeter lorsque les malades paraissent très-épuisés ; car l'équilibre nécessaire aux fonctions cérébrales se rompt également par pléthore comme par anémie.

Aussi, dans cet état de radical affaiblissement qui précède certaines apoplexies et que celles-ci augmentent, le vin, les consommés, l'opium, le quinquina, l'éther, les vésicatoires, les frictions ammoniacales ont-ils produit de salutaires effets.

La guérison ferait croire à une apoplexie purement nerveuse ; mais il est plus raisonnable de penser que l'hémorrhagie s'étant décidée dans un point très-resserré, le caillot se trouvant en conséquence fort petit et devant sitôt diminuer, vû son peu de volume, l'innervation qui a moins souffert se rétablit alors avec plus de promptitude sous un régime excitant et réparateur.

On peut concevoir sans déchirure et sans hémorrhagie cérébrale, l'hémiplégie et autres accidens apoplectiques complets, à la suite d'un épanchement séreux très-considérable qui comprimerait la totalité du cerveau ou l'un de ses hémisphères ; une bonne et prompte guérison n'est point même surprenante dans cette hypothèse ; car, à mesure que la faiblesse générale se corrige, le jeu des organes et de l'absorption se réveille, et la lymphe épanchée est reprise. Mais admettre une apoplexie simplement nerveuse, ce serait, en thé-

rapeutique , vouloir agir au hasard et contre l'in-
connu : jamais de paralysie sans un embarras mé-
canique dans le cerveau.

Si l'apoplexie est suivie des symptômes d'une
vive inflammation cérébrale, insistez sur le traitement de la céphalite.

Si elle est suivie de l'idiotisme, de la perte de
la mémoire et de tout autre dérangement des fa-
cultés intellectuelles , de la paralysie de quelque
organe des sens ou d'un côté du corps, mais sans
signes aigus, l'inflammation n'est que modérée ,
elle est salutaire, il ne faut que la maintenir au
même degré et attendre de son action et du temps
la résorption du caillot et le rétablissement graduel
des sens , de l'intelligence , du mouvement mus-
culaire.

A cette fin, régime végétal, boissons douces,
nitrées, purgatives de temps à autre, séton à la
nuque, cautères aux bras : et si l'hématose se fait
avec trop de promptitude, saignée ordinaire,
sangsues à l'anus.

Dans cet état encore, pour vaincre l'inertie des
muscles, on a donné quelquefois avec succès la
strychnine ou l'extrait de noix vomique.

Ce médicament sollicite ordinairement avec une
grande énergie des contractions musculaires dans
les membres paralysés, en vertu de son action
toute spéciale sur le système nerveux et son organe
central.

Si cette substance ne ranime pas trop vivement
le travail organisé autour du caillot , elle active les

oscillations des radicules veineuses chargées de le détruire, et c'est ainsi que peuvent s'en expliquer les bons effets.

Dans le cas contraire, l'extrait de noix vomique procure des étourdissemens, l'embarras de la parole et autres symptômes qui feraient craindre une nouvelle hémorrhagie ou l'accroissement de la phlegmasie existante autour du caillot, ou une inflammation soit dans tout autre point de l'encéphale, soit dans les méninges. Renoncez au plus vite à ce médicament et calmez-en les pernicieux effets par l'eau de veau et par les huiles purgatives.

On a encore conseillé contre l'hémiplégie les eaux de Bourbonne, de Digne, de Balaruc, l'arnica, l'alcali volatil, la solution huileuse de phosphore ou l'éther phosphoré, le quinquina, l'électricité, le galvanisme, l'alcool de cantharides ainsi que d'autres teintures irritantes en frictions, et les moxas.

Essayez tour à tour ces divers moyens, insistant sur ceux qui paraissent le moins infructueux et vous rappelant que tous agissent à la manière des médicamens révulsifs ou perturbateurs.

Pendant leur emploi, tenez compte des plus légers symptômes d'excitation cérébrale.

L'hémiplégie, souvent incomplète, qui précède quelquefois l'apoplexie, tient à une simple congestion vasculaire, à l'imminence de l'hémorrhagie cérébrale, et guérit promptement par la saignée.

L'hémiplégie peut ne pas provenir directement de l'apoplexie, mais être symptomatique d'une

toute autre affection, d'une intermittente pernicieuse par exemple ou d'une péripneumonie.

Cette hémiplégie se dissipe rapidement, après
la guérison de la maladie qui l'avait occasionée.

Si elle y survit, les excitans locaux et la plupart
des moyens énoncés plus haut deviennent applicables.

Les paralysies partielles qui ne dépendent pas
d'un embarras dans le cerveau, doivent être traitées selon le même esprit ou par l'extraction du
tissu accidentel ou du corps étranger, s'il s'en
trouve auquel on puisse les rapporter.

Les apoplectiques guéris garderont un cautère
à plusieurs pois, soit au bras, soit à la nuque,
ou bien encore sur le siége d'une ancienne plaie
ou d'une ancienne fluxion humorale, si l'attaque
avait succédé à la métastase de celle-ci ou à la
cicatrisation de celle-là.

La sobriété, la promenade et la purgation douce
à intervalles assez éloignés leur sont nécessaires.

Quand ils ont besoin d'émission sanguine, il
faut la pratiquer sans délai.

DE L'HYDROCÉPHALE.

L'inflammation du cerveau ou de ses membranes augmente, tout d'abord, chez les enfans et
même chez les adultes, l'exhalation séreuse qui
se fait à la surface de l'arachnoïde. La lymphe
s'accumule alors parfois au point de comprimer
l'encéphale, d'en affaiblir l'influx et de former

une hydropisie. La résorption, acte tout vital et qui demande un certain degré de liberté d'action organique, ne peut plus se faire. Les petits malades sont inquiets, délirant vaguement, les pupilles très-dilatées, les yeux fixes ou agités d'oscillations convulsives, sourds, muets ou poussant des cris inarticulés. Ils tombent quelquefois inopinément dans cet état et sans antécédent inflammatoire. Cette hydropisie, d'un caractère alors tout-à-fait asthénique, ressemble bientôt à l'hydrocéphale congéniale qui se maintient pendant plusieurs années et qui transforme le cerveau en un amas de sérosité.

Lorsque l'hydrocéphale attaque dans la force de l'âge, le traitement est celui des phlegmasies franches et sur-aiguës du cerveau et des méninges.

On l'applique encore aux enfans vigoureux, sains, gros tetteurs; mais on peut, après la première période de l'épanchement, leur donner des purgatifs avec moins de danger que dans l'hydrocéphale des adultes : car, la perturbation que ces médicamens provoquent, vive sur le moment, s'émousse plus vîte dans les intestins des enfans, ordinairement baignés de beaucoup de mucosités.

Les vésicatoires, les sinapismes au contraire ne seraient point aussi favorables à ces petits malades, appliqués de trop bonne heure; surtout ne rendez pas les pansemens trop douloureux par l'enlèvement de l'épiderme.

L'huile de ricin, le calomélas, la poudre cornachine, les sirops de rhubarbe, de fleurs de

pêcher, de chicorée composé, la teinture anisée
de coloquinte, voilà les purgatifs d'usage : les lavemens avec la manne, le séné et le savon réussissent aussi fort bien.

Lorsque les malades sont des enfans chétifs,
pâles, irritables, le traitement devient plus difficile. Les émissions sanguines déterminent alors
ce que l'on voit si communément survenir, même
dans les hommes faits, mais délicats ; savoir, la
prédominance des sucs blancs et l'augmentation
de cette irritabilité naturelle et presque toujours
maladive qu'un peu plus de force de tempérament enchaînerait. L'inflammation en semble che-
miner avec plus d'opiniâtreté, elle s'organise plus
profondément, elle est de moins bonne nature ;
l'exhalation s'accroît sans mesure. Saignez donc
sobrement, cette hydrocéphalie étant de longue
durée et augmentant par la faiblesse de l'enfant.

Mieux vaut la traiter, et ceci convient également à l'hydrocéphale froide, chronique, par des
demi-bains, des pédiluves très-chauds, des vésicatoires volans et à demeure, des frictions sou-
tenues avec l'onguent mercuriel, avec le vin scillitique, avec des teintures diurétiques ou fortifiantes, avec la pommade stibiée, par l'application sur la poitrine et l'abdomen d'un épithème
de thériaque saupoudré de digitale et arrosé d'é-
ther, par les bains de vapeurs, les errhins, notamment l'arnica en poudre, par des boissons
tièdes, chargées d'un arôme léger, diaphorétiques, par la scille, la digitale, les purgatifs assez

souvent réitérés : en dernier lieu, pratiquez un séton ou deux cautères à la nuque.

On a perforé les fontanelles dans l'hydrocéphale congéniale ou chronique essentielle ; laissons mourir de tels malades, sans nous permettre des essais que le raisonnement réprouve, que des insuccès constans ont condamnés.

La compression exacte du crâne, au moyen de la capeline, a contribué assez manifestement à la guérison de cette hydropisie.

On en prévient le développement sur un enfant qui y est disposé, en le fesant vivre dans une atmosphère sèche, pure et balsamique, en l'obligeant à porter de la flanelle sur la peau, en entretenant la transpiration, la liberté du ventre et l'écoulement d'un exutoire.

DE L'INFLAMMATION, DE L'HEMORRHAGIE ET DE L'HYDROPISIE DE LA MOELLE ÉPINIÈRE ET DE SES MEMBRANES.

La contraction permanente et douloureuse des muscles de la partie postérieure du tronc avec raideur des membres inférieurs et difficulté de la respiration annoncent la méningite rachidienne.

Un douleur très-aiguë dans la longueur du rachis que les mouvemens exaspèrent, la paralysie des membres, l'excrétion involontaire des matières fécales et des urines, l'aphonie, la dyspnée font présumer la myélite.

Ces deux inflammations se combinent bientôt : on leur oppose de fortes saignées, des applications nombreuses de sangsues et de ventouses scarifiées sur la région dorsale, des bains tièdes prolongés et administrés de manière à ne pas causer de secousses au malade, ceux de vapeurs émollientes reçus dans le lit, les délayans et la diète. Les vésicatoires et les sels purgatifs sont aussi quelquefois placés avec avantage : les topiques froids n'offriraient-ils pas une grande ressource ?

Ces inflammations aiguës peuvent dégénérer en chroniques : les topiques irritans, les fomentations aromatiques, les douches d'eau salée et chaude à trente ou quarante degrés, les frictions sèches, les rubéfians, les vésicatoires, les cautères et les moxas conviennent alors. Le repos absolu est indispensable.

L'hémorrhagie ou apoplexie rachidienne, légère, peut guérir à l'aide du traitement qui précède ; considérable, elle entraîne la paralysie des membres et du tronc, et une mort aussi prompte qu'inévitable.

Si une paralysie partielle, si la paraplégie survivaient à cette apoplexie, l'extrait de noix vomique, les eaux thermales sulfureuses seraient indiqués.

L'hydro-rachis aiguë doit être traitée comme la myélite ; l'hydro-rachis avec tumeur ou congéniale est toujours mortelle et n'admet aucun traitement.

DU TÉTANOS.

Le tétanos , maladie cruelle que l'on rapporte à une lésion cérébro-spinale, réclame la saignée répétée, huit ou dix fois, avec très-grande ouverture de la veine, les sangsues appliquées au nombre de sept ou huit cents, sur tout le trajet de la colonne épinière , les fomentations émollientes sur le tronc et les membres, les bains tièdes, quelquefois avec affusion froide sur la tête, l'opium à la dose de douze ou quinze grains par jour : si l'on préfère le laudanum liquide , on en donne cent cinquante ou deux cents gouttes dans les 24 heures, en potion et en lavement. Les premières prises d'opium doivent être sans contredit moins considérables, mais c'est au pas de course qu'il faut arriver à les prescrire telles qu'elles sont indiquées.

On a aussi employé , uelquefois avec succès , le calomel et les frictions mercurielles ;

L'eau distillée d'amandes amères, un ou deux gros de musc par jour, en fractions de dix grains chacune;

L'infusion d'arnica , de thé ou de toute autre espèce sudorifique , aiguisée avec l'eau de luce ou l'alcali volatil ;

Des bains tièdes avec la lessive de cendres ordinaires et une ou deux onces de pierre à cautère ; en même temps une potion avec deux, trois, quatre gros de carbonate de potasse, à prendre en six fois dans le jour.

Ces derniers traitemens déterminent souvent des sueurs chaudes et abondantes.

Les douches et les bains d'eau froide continués jusqu'à défaillance et répétés dès que le trismus reparaît, sont peut-être plus utiles, surtout lorsqu'on entretient la réaction et la sueur qui suivent presque immédiatement, par de hautes doses d'opium, de vin de Madère, d'élixir parégorique, d'ammoniaque liquide.

Dans le tétanos intermittent, le quinquina et l'opium sont indiqués, les anthelmintiques dans le tétanos des enfans peu grave et que l'on présume causé par les vers.

Débridez les plaies avec étranglement, avec inflammation forte au-dessous de l'aponévrose lacérée et auxquelles le tétanos qui commence, peut se rapporter; appliquez-y des sangsues, saupoudrez-les d'acétate de morphine ou d'opium pulvérisé, enveloppez-les de cataplasmes bien chauds.

Les douches diminuent les raideurs musculaires et les inflexions vicieuses du cou qui persistent dans quelques cas après le tétanos.

Lorsque les machoires sont très-serrées, on introduit par le nez une sonde de gomme élastique qui sert à porter dans l'estomac les médicamens et la tisane.

DES CONVULSIONS.

Les convulsions avec fièvre auxquelles les enfans vifs et sanguins sont exposés, doivent être traitées par les saignées, par les révulsifs, par l'application de la glace sur la tête, et selon toutes les règles indiquées au sujet de la méningite et de l'hydrocéphale aiguë.

Si ces convulsions ne sont incontinent appaisées, si on perd en demi-moyens l'occasion d'agir, si on donne à tort des vermifuges ou des antispasmodiques, la mort, l'idiotisme ou une paralysie dont les effets se prolongent dans la vie et ne s'effacent même jamais, en résultent presque immédiatement.

Lors même que ces convulsions succèdent à des aigreurs d'estomac, aux vers, à la suppression de la rougeole ou de la scarlatine, croyez qu'il s'agit surtout d'affaiblir et ensuite de révulser la fluxion intra-crânienne; de porter à la peau, et faites consister dans l'obéissance à cette indication le principal du traitement.

Ceci ne saurait pourtant s'entendre dans un sens absolu : ainsi, les convulsions dans la tendre enfance, (éclampsie) quand elles tiennent à la constipation, cessent par des lavemens avec les huiles d'amandes douces et de ricin, par l'électuaire de manne, le sirop de rhubarbe ou celui de Desessarts, par l'huile d'olives acidulée.

Si la nourrice a donné le sein après un mouvement de colère, faites-la s'abreuver de décoction d'orge; que l'enfant en boive, qu'il prenne du sirop d'ipécacuanha, et quelques heures après avoir vomi, un peu de sirop de pavots.

La dentition est-elle douloureuse? Sans négliger les moyens qui la facilitent, donnez à l'enfant disposé à l'éclampsie deux gouttes de laudanum ou un gros de sirop de morphine.

Dans le cas de la brusque rétrocession d'un

exanthème psorique, teigneux ou dartreux, dans
le cas d'une syphilis pustuleuse congéniale, appliquez des cautères ou des vésicatoires au petit malade, prescrivez à la nourrice le souffre, la tisane
de centaurée, soumettez-la à un traitement mercuriel, surtout si elle est la mère de l'enfant. Faites
même participer le nourrisson à ces remèdes, il
sera ainsi sous une double et salutaire influence.
Les convulsions ne persisteront pas, diminuées
d'ailleurs dès leur début par les secours d'urgence.

Les convulsions provoquées par les vers et dont
souffrent assez spécialement les enfans pâles, débiles, lymphatiques, guérissent par les purgatifs
et par les anthelmintiques :

Chroniques ou reparaissant comme l'épilepsie
à des époques plus ou moins indéterminées, par
les eaux minérales ferrugineuses, par l'équitation,
le séton à la nuque et par des médications spéciales dont il sera bientôt question.

Dans les convulsions aiguës dont les adultes
sont frappés, proportionnez le traitement à l'âge
et à la constitution ; mais soyez prompt et agissez
avec hardiesse, il s'agit de prévenir une hémorrhagie ou une inflammation cérébrale.

La préexistence d'une pneumonie ou d'une gastrite, la grossesse ou une délivrance récente ne
sauraient détourner de cette énergie de conduite.

Outre ces convulsions de nature inflammatoire
et qui ne sont qu'une variété de l'encéphalite, il
en est qui dépendent d'une vraie turgescence sa-
burrale des premières voies et que les évacuans

suspendent ; il en est qui sont une simple névrose cérébrale et qui se déclarent à tout âge, excepté dans la vieillesse.

Celles-ci se rapportent à l'hystérie, l'hypochondrie, la catalepsie, la monomanie et autres affections semblables.

Les bains, l'eau de poulet, le petit-lait, le lait d'ânesse, les émulsions nitrées, édulcorées avec les sirops de nymphéa ou de guimauve, les fomentations relâchantes, les révulsifs volans, les distractions morales, les travaux de l'horticulture, la natation, la promenade en sont les remèdes les moins inefficaces.

Si pourtant ces convulsions persistent, si elles s'accompagnent d'un état de langueur, les bains aiguisés avec de l'eau-de-vie, les frictions ou fumigations aromatiques, les vêtemens de flanelle, l'eau gazeuse, le sous-carbonate de fer, le quinquina, les analeptiques conviennent ; ces toniques surtout au période de la convalescence. L'assafœtida, le succin, le benjoin, l'opium, les juleps musqués ou éthérés, moyens souvent dangereux, peuvent néanmoins réussir, lorsqu'ils intervertissent les mouvemens organiques vicieusement concentrés vers le cerveau et dérivent sur les voies gastriques, en les stimulant exclusivement, sur la peau, en provoquant la sueur.

Ces rares avantages que l'on n'observe guère que chez des filles vaporeuses et que d'autres médications font plus sûrement obtenir ne sauraient dédommager des périls qu'offrirait l'administration inconsidérée de ces remèdes.

Y a-t-il suppression brusque d'une dermatose, de la goutte ou d'un rhumatisme, les sinapismes, les vésicatoires, le cataplasme de Pradier doivent être mis en avant.

Le traitement des convulsions déterminées par un empoisonnement est subordonné à la nature des substances vénéneuses.

Les convulsions, se prolongeant indéfiniment, mènent à l'épilepsie : on en a vû qui, nées ainsi que cette maladie, du dessèchement d'un ancien exutoire, d'un corps étranger logé au milieu des chairs ou de quelque production anormale développée sur le trajet d'un nerf, cédaient à la réouverture de l'égout ou à l'extraction du corps malfaisant.

DE L'ÉPILEPSIE.

L'épilepsie, non héréditaire, qui survient soudainement, qui atteint des sujets bien conformés, doit être traitée par la saignée et par les tempérans ; comme aussi celle dont sont frappés des individus que leur organisation y prédispose, mais qui sont forts et sanguins : les accès en deviennent moins longs, moins violens, et ils s'éloignent.

En cas de suppression d'hémorrhoïdes ou de menstrues, sangsues nombreuses à l'anus ou à la vulve : exposez, tous les jours, ces parties à des fumigations émollientes très-chaudes, de demi-heure de durée.

Une perturbation du ventre, longuement entretenue et souvent rappelée, peut vaincre enfin l'épilepsie, même opiniâtre : à cet effet, pilules de Belloste ou d'Anderson, sels cathartiques, aloës, coloquinte, gomme-gutte, jalap, ellébore, huile de croton-tiglium, rhubarbe, séné, semen-contra, oxymel scillitique, toutes substances qui mordent ; il n'en faut pas d'autres.

La cautérisation du cuir chevelu ou de quelque point du corps d'où semble partir le premier frémissement épileptique, a délivré de cette maladie.

Les cautères multipliés et tous gardés l'ont fait aussi : de même, le mercure, le malade ayant eû la syphilis.

Recommandez les bains tièdes, les frictions, les douches et les bains de vapeurs, les voyages dans le midi, pour habitation une étable à vaches, si l'épilepsie a succédé à une suppression de sueur:

Le rétablissement des plaies ou des exanthêmes, si elle a paru après leur disparition.

L'épilepsie des enfans ou des adultes cesse souvent, dès qu'ils renoncent à l'onanisme ou à l'abus du coït.

Épuisés, les premiers ont en outre besoin de lait, de quinquina, des ferrugineux, du chocolat, des viandes succulentes : qu'ils montent à cheval, fassent des armes, de la musique, dansent, nagent, alternent les travaux de l'esprit avec ceux de la campagne, qu'ils se préservent, en occupant tous leurs momens, de leur funeste habitude.

L'épilepsie contre laquelle échouent ces diverses méthodes de traitement est affaiblie dans ses

accès et quelquefois guérie par le vermiculaire
brûlant depuis un scrupule jusqu'à un gros tous
les jours, par la pivoine, le gui de chêne, la
feuille d'oranger en poudre, à la dose de deux
onces dans les 24 heures : le camphre, l'eau de
laurier-cerise, l'assa-fœtida et le musc comptent
aussi des succès.

On a encore essayé l'acétate de plomb, les
oxides de zinc, de cuivre, l'acide hydro-cyani-
que, le nitrate d'argent; celui-ci sous forme pilu-
laire, combiné avec une poudre inerte, à la dose
d'un ou deux grains dans les 24 heures, commençant toutefois par un huitième de grain, le matin
et le soir, et augmentant graduellement avec précaution.

Ces remèdes et près de quatre cents autres ont
été de vogue : mais quelques-uns sont dangereux,
beaucoup inefficaces, et aucun ne possède autant
de vertu que la valériane. Employez-en la racine
pendant des années entières, en poudre, une ou
deux onces par jour : que le malade boive, en
même temps, quatre verres d'une décoction préparée avec une once de cette même racine sur
deux pintes d'eau qu'on fait réduire de moitié.

Il est quelquefois utile de suspendre ces divers
genres de traitemens et de pratiquer de nouveau
la saignée, du pied de préférence : on les reprend
ensuite avec plus d'avantage.

L'application des aimans artificiels, du galvanisme et de l'électricité, l'inspiration d'un mélange
de gaz oxigène et d'air atmosphérique n'ont eu
que de rares et bien équivoques succès.

L'épilepsie guérie, on en prévient le retour,
si le tempérament est bon, par un régime de vie
modéré en tout, par l'usage raisonné des émissions
de sang, par des lavemens, des pédiluves, du
petit-lait, de la crême de tartre, des tisanes acidules, des sucs dépurés de saponaire ou de carottes ; si le tempérament est pituiteux, entretenez
un ou deux cautères, purgez quelquefois, envoyez
le malade passer l'été aux eaux de Spa ou de
Pyrmont.

Les épileptiques qui éprouvent habituellement
quelque mal-aise, avant-coureur de leur accès,
doivent toujours porter un flacon d'ammoniaque
et le flairer avec force, au moment où ils en sont
menacés.

DE LA CHORÉE.

La saignée du pied ou du bras, les sangsues
à la vulve ou au périnée, les ventouses scarifiées à
la nuque, les bains, les délayans, le repos, le
temps suffisent toujours à la guérison de la chorée.

Si cette maladie est très-opiniâtre, on essaye,
quelquefois encore avec succès, le musc, la valériane et autres substances qui impressionnent fortement le genre nerveux.

Les lavemens camphrés, des frictions, toutes
les deux heures, sur diverses parties du corps,
avec un mélange à doses égales de liqueur d'Hof-
fmann et de laudanum, ont alors particulièrement
réussi.

L'opium, la belladone, le stramoine, la stry-

3

chnine, l'oxide de zinc sublimé, l'électricité ont eû leurs prôneurs.

On a aussi donné des vomitifs répétés à un jour d'intervalle, et des purgatifs.

De toutes ces méthodes, la première qui est la plus simple est aussi la meilleure.

DU DÉLIRE TREMBLANT.

Le délire produit par l'abus des liqueurs, fixé spécialement sur les occupations habituelles des malades et coexistant avec une agitation non inter-rompue des muscles extenseurs et fléchisseurs, guérit, lorsque le sujet est vigoureux et livré de-puis peu de temps à l'ivrognerie, par les émissions sanguines, les délayans, les bains tièdes de plu-sieurs heures de durée, avec ou sans affusions froides sur la tête, en dernier lieu, par la mé-thode dérivative et expectante.

L'inutilité de ce traitement doit faire recourir à de hautes doses d'extrait d'opium ou de lauda-num liquide : on peut employer ce remède dès le premier instant de la manifestation de cette es-pèce de délire, lorsque les malades sont d'un cer-tain âge, peu sensibles et énervés par le long abus du vin et de l'eau de vie. L'opium jouit dans cette circonstance, d'une vertu en quelque sorte spécifique.

Gardons-nous toutefois de le donner inconsidé-rément à des ivrognes qui, après une orgie, dé-lirent vaguement et tremblent de tous leurs mem-

bres. Ce désordre n'est que momentané, et l'o-
pium le convertirait en une affection plus grave,
qui serait celle dont il devait arrêter ou affaiblir
le développement.

DU SOMNAMBULISME.

On en supprime l'accès et souvent on en préserve pour l'avenir, par une aspersion d'eau froide, par la flagellation ou l'urtication, par toute
secousse inattendue, brusque et assez forte pour
occasioner le réveil.

Des moyens plus doux tels que le chatouille-
ment de la plante des pieds ou des lèvres, ont
quelquefois suffi.

Mieux équilibrer les travaux de l'esprit et les
distractions nécessaires, saigner le somnambule,
s'il est excitable et pléthorique, lui faire prendre
de temps en temps une tisane légèrement laxative,
le soumettre à un régime rafraîchissant, parer aux
suites de la suppression d'un exanthème ou d'une
hémorrhagie, telles sont les indications à remplir.

DE LA CATALEPSIE.

La catalepsie dépend de causes très-variées,
et son traitement ne peut en conséquence être fixé
avec rigueur.

Pendant la durée de l'accès, bornons-nous à
une légère infusion de mélisse, à des fomentations
d'eau très-fraîche ou d'oxycrat sur le front et les
tempes, à des cataplasmes chauds sur l'épigastre

et les jambes, à des frictions douces sur les cuisses et les bras : les rubéfians nuiraient.

L'accès passé, cherchons à en prévenir le retour, en rappelant les hémorrhagies ou les flux qui peuvent être arrêtés, en imprimant, tant au physique qu'au moral, des habitudes inverses de celles qui existent; en diminuant par les distractions, les voyages, les bains, les préoccupations qui disposent à l'attaque et qui tiennent soit à des travaux intellectuels excessifs ou mal dirigés, soit à des passions malheureuses.

Les évacuans peu actifs, les apozêmes diurétiques, les tisanes émulsionnées, précédés de quelques émissions sanguines, doivent être exclusivement employés quand la catalepsie affecte des individus bien organisés.

Les anthelmintiques tels que l'huile de thérébentine rectifiée, la décoction d'aloës, ont guéri des catalepsies contre lesquelles d'autres moyens avaient échoué, et qui dépendaient de la présence des strongles ou du tœnia.

Les stimulans diffusibles ne conviennent que dans un petit nombre de circonstances.

Fortifiez par les toniques fixes, les corps défaillans et sujets à cette affection.

DE L'HYSTÉRIE.

Cette maladie et l'hypochondrie ne proviennent pas seulement d'une névrose cérébrale, puisque la matrice et les organes abdominaux sont toujours en même temps plus ou moins affectés.

Pendant l'attaque hystérique, révulsifs peu irritans, saignées capillaires, fomentations relâchantes, aspersion de l'eau fraiche sur le front et la
figure, inspiration de la fumée, de l'éther, d'une
vapeur fétide, d'une poudre sternutatoire, introduction sous les vêtemens ou les couvertures d'une
vapeur émolliente dirigée vers les organes génitaux, application d'un large cataplasme sur l'hypogastre, le pubis et les grandes lèvres :

Au besoin, frictions avec les huiles ou les teintures spiritueuses, sinapismes, urtication, lavemens avec l'assa-fœtida, et si la déglutition peut
se faire, infusion d'armoise, de safran ou de
tilleul, potions musquées, anodines, anti-spasmodiques, et autres excitans tant internes que
topiques dont on surveillera l'action, pour les aban-
donner tout de suite, si elle se montrait nuisible.

Hors de l'accès, saignées du pied ou du bras,
sangsues à la vulve, bains, tisane de veau, de
poulet, lait d'amande, petit-lait avec le suc de
pissenlit, orangeade ; et autres humectans de toute
nature, si les forces ne manquent pas.

Dans le cas contraire, lorsque les filles sont
décolorées et que la menstruation est paresseuse,
douches ascendantes aromatiques vers la vulve,
bains de siége ou pédiluves animés, bains de mer,
frictions quotidiennes depuis les reins jusqu'à la
plante de pieds, emplâtre sur les lombes et l'hypogastre de poix ou de thériaque saupoudré de camphre, de castoréum et d'opium, régime réparateur, vin de gentiane ou d'absynthe, pilules cha-

lybées , bouillons de vipère ou de tortue, eaux de
Vichy , de Passy , de Plombières , prises à la
source.

De doux évacuans ont quelquefois produit une
diversion utile dans l'hystérie ou affaibli directement cette maladie , lorsqu'elle provenait de la
langueur des fonctions digestives.

L'hystérie qui dépend de l'onanisme ou de l'a-
bus du coït , ne guérit point sans la continence :

Celle qui attaque les femmes sur le retour et qui
est accompagnée d'engorgement utérin , réclame
les saignées locales , les exutoires aux aines , les
injections vaginales émollientes et narcotiques.

L'accès hystérique assez grave pour faire craindre l'apoplexie doit être vivement attaqué , comme
le serait cette dernière maladie : il est plus dangereux que l'accès qui s'accompagne d'une sueur
de sang ou de toute autre anomalie , si bizarre
qu'elle soit.

L'hystérie invétérée ressemble aux convulsions ,
à l'épilepsie , et nécessite quelquefois l'emploi
des diverses méthodes indiquées au sujet de ces
affections.

Le séjour à la campagne , la vie simple et active
que l'on y mène , le respect que l'on y a pour les
mœurs , et le mariage lorsque les passions se font
vivement sentir , préservent de l'hystérie les filles
qui y sont disposées.

DE L'HYPOCHONDRIE.

De l'exercice modéré, des voyages surtout par
mer, des vêtemens de flanelle, des distractions
douces, des travaux manuels, des frictions, des
bains d'eau tiède ou de vapeurs, le rétablissement d'un exutoire, de petites saignées, quelques
sangsues au creux de l'estomac ou à l'anus, la sca-
rification des hémorrhoïdes, si elles sont dures
et font souffrir, leur excision si elles paraissent
squirrheuses, les eaux minérales acidules, salines, les évacuans légers, des douches ascendantes,
des lavemens avec la manne, la casse, l'huile,
le savon, pour vaincre une opiniâtre constipation,
le lait d'anesse, l'hydrogale, les bouillons de grenouilles ou d'écrevisses, les délayans, de faibles
doses de sirop de morphine ou de pavots, quelques gouttes du laudanum de Sydenham ou de
Rousseau, tels sont les moyens le plus en usage
contre l'hypochondrie.

Les juleps aiguisés avec un peu d'eau de mélisse, de canelle ou de laurier-cerise, avec l'éther,
avec la teinture de castoréum ou de corne de cerf
succinée, modifient quelquefois heureusement le
système nerveux de l'hypochondriaque.

S'il a des vertiges, des tintemens d'oreilles,
qu'il se frictionne, en outre, régulièrement deux
fois le jour, le front et les temps avec l'essence
de girofle laudanisée, avec le baume de Fioraventi, qu'il porte dans le conduit auditif des bour-

donnets imbibés du même liquide, un vésicatoire à la nuque ou un emplâtre de poix entre les épaules.

S'il est exténué, régime succulent, viandes rôties, vin de Bordeaux et chocolat.

En cas d'inertie du tube gastro-intestinal sans symptômes d'irritation, en cas de borborygmes ou de diarrhée passive, teinture aqueuse d'ipécacuanha, de rhubarbe, extrait de genièvre, de quinquina, de valériane, sirops et vins amers, thériaque et diascordium, décoction blanche de Sydenham, de salep, de cachou ou de simarouba gommeuse.

Les vomissemens, le hoquet et les aigreurs d'estomac, tous, phénomènes purement nerveux et fréquens chez l'hypochondriaque, cèdent à la potion de Rivière, à la limonade glacée, à la magnésie, aux vésicatoires sur l'épigastre pansés avec les sels de morphine, aux anti-spasmodiques déja indiqués, quelquefois aux légers toniques, au vin de Malaga.

Plusieurs de ces moyens ne sauraient convenir si ces symptômes provenaient d'une inflammation lente et sub-aiguë de l'estomac; et lorsque l'hypochondrie est accompagnée d'une phlegmasie chronique de la rate, du mésentère, de l'intestin, les indications thérapeutiques doivent dériver exclusivement de ces graves affections.

Cette maladie suscite quelquefois des accidens si incommodes et si rebelles qu'il faut pour les vaincre, des moyens extrêmes tels que l'application du cautère actuel aux apophyses mastoïdes ou aux hypochondres.

DE LA FOLIE.

Le délire est une aliénation mentale, momentanée, sur-aiguë, qui accompagne les grandes inflammations viscérales fébriles, qui dépend de l'excitation directe ou sympathique du cerveau et de ses membranes : l'aliénation mentale est ce même état, mais froid, sub-aigu, devenu constitutionnel et existant alors, le plus souvent, sans dérangement, sensible sur le cadavre, dans la structure du cerveau.

L'éloignement des causes morales qui l'ont occasionée, l'action continuelle et pénétrante de l'affection, de la piété filiale, des idées religieuses, l'isolement, les voyages, l'air pur de la campagne, l'équitation, l'horticulture, les travaux manuels, la musique, de l'ombre en été, du feu dans les salles en hyver, les bains tièdes ou de rivière, les lavemens, les pédiluves, quelques émissions sanguines, le lait, les délayans, une nourriture douce, végétale, guérissent assez souvent l'aliénation tranquille, la monomanie.

La purgation, deux ou trois fois le mois, associée à ces moyens, mais avec prudence, en seconde les bons effets.

La folie furieuse, brusquement déclarée, doit être attaquée avec énergie par la lancette, les sangsues, les ventouses scarifiées entre les épaules, l'application de la glace ou les douches d'eau froide sur la tête, les cathartiques : elle cède alors quelquefois avec promptitude, comme le fait une pneu-

monie sur-aiguë à son début, ou se convertit en
folie tranquille et cesse plus tard.

Cette terminaison est hâtée par des demi-bains
à 26 degrés de chaleur, pendant la durée desquels
l'on verse doucement et de très-près de l'eau tiède
sur la tête, et par les saignées capillaires de l'é-
pigastre, lorsque les premières voies sont phlogosées.

La violence de l'accès et la continuité de l'insomnie contraint quelquefois à donner d'assez fortes doses d'opium aux fous furieux.

Ce médicament et les extraits narcotiques conviennent encore, lorsqu'après avoir poussé la saignée aussi loin que possible, il ne reste plus qu'une
grande mobilité nerveuse, qu'une sorte de disposition convulsive.

Sont-ce des individus débiles, appauvris, affa-
més, qui deviennent furieux? Un régime restau-
rant, les gelées de viande, le vin de Bordeaux,
le fer, le quinquina, les crucifères, l'eau de Seltz,
le chocolat les guérissent.

La cure est plus difficile, si ces malades sont
naturellement d'une constitution cachectique; mais
encore faut-il la tenter par ces mêmes moyens,
comme aussi s'ils s'étaient exténués de la sorte par
l'idée déréglée qu'une nourriture trop bonne leur
était nuisible. L'insuffisance de leurs alimens, en
accroissant leur débilité acquise, augmente leur
aliénation.

On a encore vanté contre la mélancolie, la
manie et autres diverses formes de folie, les vo-

mitifs, le vésicatoire ou le séton à la nuque, le magnétisme, l'électricité, le galvanisme, les frictions, sèches sur les membres, avec une huile éthérée le long de l'épine du dos.

Lorsque l'aliénation est périodique, le quinquina est indiqué : lorsqu'elle succède à la suppression d'anciens flux ou d'une dermatose, ce sont les eaux sulfureuses et de très-larges cautères. Placez ceux-ci aux hypochondres, en cas de gastrite chronique.

Il faut aussi rétablir ou régulariser les hémorrhagies supprimées ou qui paraissent à des époques indéterminées.

L'aliénation qui se déclare pendant la grossesse ou à la suite de l'accouchement, guérit d'elle-même et sous des influences douces, légèrement révulsives.

Proscrivez les bains de surprise, les coups, les méthodes violentes : ces ébranlemens dangereux augmentent la susceptibilité du maniaque, et les guérisons qu'on leur attribue se seraient, par la suite, opérées d'elles-mêmes.

La folie, quelle que soit sa forme, quelles qu'en soient les causes, est au reste le plus souvent inguérissable.

DE L'OPHTHALMIE.

L'ophthalmie légère guérit par les pédiluves, les boissons rafraîchissantes, les lavemens, le repos des yeux : plus grave, par ces mêmes moyens et par une ou plusieurs saignées :

Très grave, par l'ouverture large des vaisseaux du pied, par de nombreuses applications de sangsues aux membres inférieurs, à l'anus et au vagin, s'il y a suppression de quelque flux, par des ventouses scarifiées à la nuque, par le séjour dans une chambre dont les volets sont fermés, par des bains de siége ou des bains entiers à peine tièdes, par le petit-lait émulsionné et l'eau de poulet, par les tisanes émétisées, les sels neutres, le calomel à haute dose, la diète, les pédiluves irritans. Plus tard, les scarifications sur la conjonctive enflammée, l'excision du bourrelet qui constitue le chémosis, des sangsues sur la face interne des paupières sont utiles.

Ce traitement actif, il faut encore en augmenter l'énergie, si faire se peut, dans l'ophthalmie interne ou inflammation du globe de l'œil.

Les topiques les plus doux sur les yeux affectés à un tel degré nuisent plus souvent qu'ils ne profitent. Introduisez pourtant avec la pointe d'un stylet entre les paupières, du cérat ou du blanc d'œuf frais ou du mucilage des semences de psyllion étendu dans l'eau de guimauve distillée. Il faut aussi en enduire les joues, lorsque l'acreté des larmes les fait s'excorier.

Si, après une grande déplétion du système sanguin et des évacuations alvines considérables, l'œil reste toujours très-enflammé, c'est le moment des vésicatoires et du séton. On ne permettra le contact du jour et de la lumière que progressivement et lorsque la sensibilité maladive de l'œil s'éteint·

Quand cette ophthalmie sur-aiguë succède à l'introduction du pus gonorrhéique entre les paupières ou quand elle atteint un syphilitique, réitérez la saignée trois ou quatre fois chaque jour, pour prévenir la fonte purulente de l'œil ; associez-y le calomel par prises de douze grains, toutes les quatre heures, et des frictions mercurielles.

Quant à l'insufflation sur le globe oculaire, du proto-chlorure de mercure préparé à la vapeur, il ne faut pas y recourir.

Si la gonorrhée était en même temps supprimée, rappellez-la au plus vite par l'exposition de la verge à une vapeur émolliente, par des cataplasmes très-chauds, par l'introduction d'une bougie ou d'une injection irritante; inoculez, même au besoin, de la matière gonorrhéique : Il y va de la perte de l'œil.

L'ophthalmie déclinant, entretenez simplement les exutoires. Si malgré leur action dérivative, cette maladie revet la forme chronique, si la conjonctive reste variqueuse, l'excision des vaisseaux dilatés, les pommades de Desault, de Régent, de Janin, de Guthrie, le collyre de Scarpa, l'eau de plantain laudanisée et d'autres onctions astringentes deviennent alors très-avantageux.

Si l'ophthalmie laisse des végétations sur la cornée, l'instillation du laudanum pur, répétée plusieurs fois chaque jour, les réprime. Ce topique et des bains d'yeux dans l'eau de Balaruc diminuent aussi l'épaisseur des taies que l'absorption moléculaire éclaircit bien par la suite.

Quant aux ulcères de la cornée qui survivent à l'ophthalmie, on les empêche de s'agrandir et on les cicatrise en les touchant avec du nitrate d'argent.

Les glandes de Meibomius sont-elles tuméfiées, y a-t-il des ulcères sur les bords libres des paupières, avec un flux puriforme ? la pierre infernale les modifie encore heureusement, si les topiques astringents ne le font pas. Des frictions sur les paupières, avec un mélange à parties égales d'axonge frais et d'onguent mercuriel ont guéri des enfans atteints de cette maladie.

Cautérisez ou coupez les ptérygions qui persistent après l'ophthalmie.

Appliquez à diverses reprises le nitrate d'argent à la partie la plus déclive du staphylôme de la cornée, dont cette inflammation est souvent la cause ; excisez le staphylôme de l'iris à une ligne de la cornée et cautérisez ensuite de la même manière, le reste de la tumeur.

L'ophthalmie est quelquefois suivie d'un abcès dans la chambre antérieure de l'œil : Il vaut mieux laisser l'absorption se faire droit de ce pus que d'inciser la cornée ; ce procédé cependant n'a pas été toujours frappé d'insuccès.

Observez bien que souvent l'hypopion provient de ce que l'ophthalmie a été traitée avec mollesse ; alors il faut y appliquer le traitement de l'ophthalmie sur-aigue : En abattant la violence de la fluxion inflammatoire, on facilite l'absorption du pus épanché.

Entretenez avec soin les exutoires qui existent, multipliez-les ; si on n'en a point appliqué, après avoir saigné suffisamment, ouvrez-en aux bras et à la nuque.

L'émétique et de hautes doses de mercure doux sont d'urgence dans cette conjoncture.

Lorsque le pus est dans l'épaisseur des lames de la cornée, l'abcès s'ouvre au dehors ou en arrière de cette membrane, sans qu'il soit besoin d'un pareil traitement.

Lorsque le pus remplit la totalité de l'œil, si la cornée conserve sa transparence, fendez-la à son bord inférieur : Si elle est désorganisée, retranchez-en une partie.

Le volume de l'œil augmente-t-il et l'hydropisie de cet organe succède-t-elle à son inflammation ? insistez sur les divers genres de saignées et sur les méthodes dérivatives, tant que la marche de cette maladie ne vous contraint pas, par sa rapidité, par les douleurs atroces et par la désorganisation qu'elle entraîne, d'exciser la cornée et de vider l'œil. On a de la sorte guéri l'hydrophthalmie.

L'exophthalmie et le cancer de l'œil peuvent aussi pour cause première en reconnaître l'inflammation : On a, par le mercure ou par l'ablation chirurgicale des exostoses ou des autres tumeurs de l'orbite, affaibli quelquefois l'exophthalmie et préservé le malade de l'extirpation du globe oculaire, laquelle devient au reste le plus souvent aussi inévitable que dans le cancer de cet organe.

Le quinquina arrête l'ophthalmie intermittente.

L'ophthalmie des écrouelleux doit être combattue, dans ses retours d'acuité, par les antiphlogistiques, les révulsifs et les évacuans : Mais on en prévient les récidives et surtout on les rend moins graves en portant un séton jusqu'à l'âge de puberté.

Cette ophthalmie acquiert souvent un tel degré d'intensité qu'il faut la traiter avec tout autant d'énergie que sur un individu sain, riche en sang, quand bien même la cornée serait ramollie et couverte de végétations.

Hors de ces périodes d'acuité, fortifiez l'œil par des frictions stimulantes sur les paupières, par des collyres avec le sulfate de zinc, ou l'acétate de plomb, aiguisés avec un demi scrupule d'eau de vie ou d'eau de cologne, par des pommades toniques. Fortifiez toute l'économie par un excellent régime, des viandes noires, du bon vin, des eaux sulfureuses naturelles, des extraits amers, du cresson, de l'iode; faites monter à cheval, prendre des bains de vapeurs ou autres très-aromatiques, rester tous les jours, plusieurs heures, agissant au soleil; qu'on frictionne toute la région du rachis avec le liniment de Rosen.

L'ophthalmie qui succède au dessèchement de la teigne, des dartres, d'un exutoire ancien, exige, outre un traitement motivé sur son plus ou moins de gravité, le rappel du flux ou de l'exanthême supprimé.

DE L'AMAUROSE.

L'amaurose qui succède à une ophthalmie sur-aiguë est ordinairement incurable : son traitement consiste dans la combinaison de larges et profonds fonticules avec les éméto-cathartiques.

L'amaurose est quelquefois symptomatique d'un embarras gastrique ou de la syphilis ; cette maladie se dissipe alors lentement, mais d'elle-même et sous l'influence des remèdes qui conviennent aux affections dont elle dépend.

L'amaurose qui survient à la fleur de l'âge, peut être le seul symptôme d'une encéphalite. Si on n'y prend garde, le malade périt plus tard au milieu de graves accidens, avec le cerveau ramolli ou tuberculeux. Le traitement doit être, dans ce cas, celui de la céphalite aiguë ; mieux vaut excès que défaut de prévoyance et d'action.

L'amaurose qui n'est que la paralysie en quelque sorte sénile et prématurée du nerf optique et dont sont assez souvent attaquées les femmes sur le retour de l'âge, les hommes qui ont passé cinquante ans, diminue par l'application fréquente des stimulans sur le globe de l'œil, par les vésicatoires volans combinés avec le séton et les cautères, par le moxa aux tempes, par l'électricité : En même temps, ipécacuanha, tous les huit jours, potions stibiées, tisanes laxatives, pilules d'aloës, de gomme-gutte et de scammonée.

Insistons sur cette voie si puissante de révulsion, tant que le canal intestinal s'y prêtera.

4

Plus tard, nourriture très-réparatrice, excitante; le matin à jeun, bouillons de bœuf et de vipère, bouillon de tortue, extrait de houblon, de gentiane, d'arnica, de clématite, de pulsatille, vin de quinquina ou trois ou quatre drachmes par jour de cette écorce, soit en poudre, soit en décoction, et dans l'été, eaux Bonnes ou de Saint-Sauveur.

Des vieillards atteints d'amaurose sont quelquefois assez pléthoriques pour que l'on s'abstienne de cette dernière médication et pour que l'on joigne aux seuls dérivatifs l'ouverture de la veine et surtout des sangsues à l'anus.

Pour prévenir les récidives de l'amaurose qui sont assez fréquentes, il faut garder un exutoire toujours ouvert, et prendre de temps en temps, des grains de santé de Frank, les pilules écossaises ou celles de M. Barbier.

DU GLAUCÔME.

Le glaucôme ancien est incurable; celui qui commence peut être arrêté par la méthode antiphlogistique la plus franche si les forces sont bien conservées, par les purgatifs, les vésicatoires, les moxas, la cautérisation du vertex.

DE LA CATARACTE.

La saignée et la purgation deux ou trois fois le mois appliquées aux sujets pléthoriques, la purgation et les exutoires appliqués à ceux qui sont pituiteux, servent quelquefois à arrêter les progrès de l'opacité commençante du cristallin.

De fréquens purgatifs associés à la cautérisation sincipitale, à des ventouses scarifiées, à la rubéfaction du front et des tempes par la pommade ammoniacale employée tous les jours, au collyre ammoniacal, peuvent même imprimer à la cataracte déjà avancée une marche rétrograde et dispenser de l'opération.

Rebelle à ces traitemens, il faut l'extraire ou l'abaisser.

DE L'HÉMÉRALOPIE.

L'héméralopie guérit assez facilement par l'émétique et par les évacuans alternés, et associés aux décoctions sudorifiques, au vésicatoire à la nuque, aux vapeurs sulfureuses, ammoniacales ou éthérées dirigées vers le globe oculaire.

Si l'héméralope est pléthorique, la saignée du pied et des sangsues à l'anus complètent ce traitement et en assurent le succès.

DE LA NYCTALOPIE.

La nyctalopie avec injection de la conjonctive, douleur vive des yeux, larmoiement, réclame les saignées phlébiques et capillaires, les pédiluves, les clystères, le petit-lait tamariné, la diète.

Purement nerveuse et sans accidens inflammatoires, le vomitif et les évacuans l'enrayent ordinairement, unis aux bains tièdes, aux délayans,

aux topiques sédatifs et s'il en est besoin, au vésicatoire ou au cautère à la nuque.

Le traitement de la diplopie, de l'hémiopsie,
des imaginations est le même que celui de la
nyctalopie. Si ces maladies désignent une inflammation de l'encéphale, leur traitement est subordonné aux indications pressantes qui naissent de
celle-ci.

DE LA CHUTE DE LA PAUPIÈRE SUPÉRIEURE.

Cette maladie dont sont atteints les hommes
occupés du travail de cabinet et pléthoriques
exige le repos de la pensée et de l'œil, la saignée,
les délayans :

Si elle ne cède pas à ces seuls moyens, on y
joint la révulsion sur la peau et sur le tube
digestif.

Quand elle tient à l'atonie nerveuse du muscle
releveur de la paupière supérieure, les émissions
de sang sont inutiles ; la double série des révulsifs
indiqués et les stimulans locaux suffisent, tels
que l'exposition de l'œil à la vaporisation du
baume de Fioraventi, ou des fleurs de souffre,
tels que l'électricité, les frictions avec de l'eau
fraiche aiguisée avec de l'alcool, avec du baume
de commandeur.

Si à la faiblesse locale se joint l'asthénie générale, lait, férrugineux et quinquina.

En cas de résistance opiniâtre, eau de Barèges
en boissons, en bains et en douches sur la tête
et la nuque.

Si la chute de la paupière supérieure dépend de la laxité, de l'alongement de la peau, retranchez-en l'excédant.

La contraction spasmodique de l'orbiculaire des paupières simule quelquefois cette maladie ; cet état, symptomatique de quelques affections aiguës, disparait en même temps que celles-ci : S'il est spontané et s'il tient à une cause irritante, le temps, les collyres émolliens et anodins, les bains le dissipent.

DE L'OTITE.

L'otite simple, interne ou externe, guérit par des vapeurs émollientes, des pédiluves et en ne plus s'exposant à l'air frais :

Aiguë, par ces mêmes moyens, par l'ouverture de la veine, les sangsues au dessous de l'oreille, les délayans :

Très-intense, par les saignées répétées, les ventouses scarifiées à la nuque, les révulsifs sur la peau et le tube intestinal. Des injections anodines ou de lait tiède, des cataplasmes de farine de graines de lin, d'assez fortes doses d'opium sont nécessaires pour, en calmant l'atrocité des douleurs, amener l'instant de leur cessation.

Si le malade est nerveux, cachectique, les opiacés sont plus expressément indiqués :

Les vésicatoires le sont davantage au contraire, s'il est de tempérament humide, ou si l'otite a succédé à la suppression d'un flux habituel, que l'on cherche en même temps à rétablir.

La persistance de la douleur, après les premières périodes de l'otite interne, fait une loi de recourir à la perforation de la membrane du tympan pour donner issue à la matière sécrétée pendant la durée de la maladie.

Cette opération se fait au moyen d'un stylet d'écaille que l'on enfonce à la partie antérieure et inférieure de la membrane ; insistez ensuite sur les injections émollientes, les remplaçant plus tard par l'eau de Barèges artificielle ou par l'eau de roses tenant en dissolution deux gros de potasse caustique sur une pinte.

Pendant la déclinaison de l'otite aiguë en otite chronique ou otorrhée, purgez fréquemment avec l'aloës et la rhubarbe et irritez la pituitaire à l'aide du tabac et de la poudre de St-Ange.

L'otorrhée en quelque sorte congéniale doit être respectée :

Succédant à la vérole, les mercuriaux la guérissent.

Provenant de la carie du rocher, elle entraine presque toujours, d'abord la surdité et ensuite une mort lente et cruelle. Des exutoires nombreux, aussi voisins que possible du siége du mal, diverses injections, les amers, les toniques, les pilules de Backer jusqu'à effet purgatif et autres semblables composent le traitement palliatif de cette maladie, auquel de rares et heureuses circonstances, secondées d'un régime bien entendu, peuvent procurer un résultat plus avantageux.

DE LA PAROTITE.

Les oreillons des enfans guérissent à l'aide de la diète, des infusions chaudes de violettes ou de bouillon blanc, des cataplasmes et de quelques pédiluves.

La parotite des adultes se dissipe par les mêmes moyens et nécessite quelquefois la saignée.

Lorsqu'elle se déclare à la suite de l'érysipèle ou de toute autre fluxion, il faut ajouter à ce traitement les sangsues et les ventouses scarifiées.

Quand elle complique l'entérite pustuleuse, les cataplasmes excitans, le vésicatoire, une traînée de feu ou de potasse caustique deviennent nécessaires pour prévenir une mortification trop profonde.

Dans toute hypothèse, lorsque du pus s'amasse dans la parotide, ouvrez l'abcès largement et de bonne heure.

DU CORYZA ET DE L'ÉPISTAXIS.

L'inflammation des voies lacrymales et nasales doit être traitée, aiguë, par quelques sangsues dans les narines, par les vapeurs émollientes ; chronique, par des injections aromatiques et astringentes, par des vésicatoires : Les altérations qui s'ensuivent demandent des procédés chirurgicaux.

Enlevez, le plutôt possible, les végétations polypeuses ou cancéreuses de ces organes : Ces dernières, si elles repullulent ou si elles se ramollissent et perforent l'os maxillaire , n'exigent plus que des soins de propreté, que l'usage des extraits d'aconit, de ciguë et d'opium , proportionné à l'intensité des douleurs.

L'épistaxis est salutaire dans les maladies aiguës qui n'ont point encore profondément énervé le fébricitant, dans les palpitations, l'anévrisme du cœur, dans les inflammations ou les congestions pulmonaires, dans les insultes apoplectiques dont sont frappés des vieillards , même très-âgés.

Hors de ces circonstances et de celles qui s'en rapprochent, arrêtez l'épistaxis qui se prolonge ou qui reparaît trop souvent, par la saignée, par des pédiluves très-chauds, par des ligatures aux membres , par l'application de l'eau fraiche ou glacée sur les bras , le front et la nuque, par l'inspiration de cette même eau, de l'oxicrat, ou d'une solution de sulfate d'alumine, par la limonade nitrée, les lavemens et une nourriture rafraichissante.

Si le malade est jaune , décoloré , affaibli par des excès vénériens , par des hémorrhagies ou autres maladies antérieures, restaurez cette organisation qui languit et se détériore, avec les toniques d'usage , et maîtrisez l'épistaxis dès qu'elle paraît, par le tamponnement.

Il faut également y recourir et tout de suite, le pratiquant aux ouvertures antérieures et postérieures du nez dans ces débordemens impétueux de sang qui font périr brusquement les malades anéantis par une fièvre pernicieuse.

DES MALADIES DE LA BOUCHE.

Les irritans très-acres qui portent sur les glandes buccales et la muqueuse palatine, devient souvent l'irritation nerveuse dentaire et préviennent la fluxion subséquente : l'eau fraiche, les saignées locales, les mucilagineux tièdes et opiacés diminuent quelquefois la douleur, quand ceux-là l'accroissent. L'extraction de la dent cariée est, en dernier lieu, le seul remède efficace contre l'odontalgie.

L'inflammation interne de la bouche exige les anti-phlogistiques et les boissons acidules : Il faut seulement y joindre des mouchetures pratiquées avec la pointe de la lancette sur les gencives et de profondes scarifications dans toute l'épaisseur de la langue, quand c'est cette partie qui est atteinte, fut-elle pendante au dehors, livide, gonflée de sucs et menacée de gangrène.

La compression a quelquefois diminué cet excès de volume : l'ouverture de la membrane crico-tyroidienne, ou l'extirpation d'une partie de la langue deviendraient indispensables pour préserver d'une mort par asphyxie, si tous ces moyens n'avaient aucun succès.

Quand la muqueuse palato-buccale est vivement irritée, les fumigations, les gargarismes émolliens, les sels neutres réussissent; les révulsifs de la peau fort peu.

Le muguet ou éruption aphteuse des enfans exige, outre ces moyens proportionnés à leur

âge, le changement de la nourrice, de l'habitation, la diète.

Lorsque les aphtes sont confluens., des lotions
fréquentes avec la décoction d'orge et de miel
rosat acidulée avec le vinaigre, et s'il n'y a pas de
rougeur, avec le borax ou l'acide hydro-chlori-
que, sont avantageuses.

La dentition difficile s'accompagne souvent
chez les enfans, du muguet ou d'une inflammation générale de la membrane interne de la bouche; de graves accidens sympathiques surgissent
alors, surtout en été et dans les pays chauds: la
saignée, les sangsues, les bains et la division
complète et cruciale des gencives qui recouvrent
les molaires, sont les seuls moyens convenables.
Les nourrices doivent aussi se baigner et boire
trois ou quatre pintes d'eau d'orge dans les 24
heures, pour rendre leur lait plus aqueux, plus
rafraîchissant.

La stomatite avec ébranlement des dents, féti-
dité de l'haleine, suintement de sang, vibices
sous-cutanées, engorgement en quelque sorte
passif des capillaires, raideur et enflure des genoux, ulcères sanieux aux jambes, annonce le
scorbut. Tenir les dents exactement dépouillées
du tartre qui les environne, user du chlorure de
chaux et de l'alcool de cochléaria ou de gentiane
en gargarisme, prendre des sucs d'oseille, de pissenlit, de cresson ou de marrube blanc, boire du
petit-lait, de l'eau de Seltz, de la limonade citri-
que ou sulfurique, de l'eau pure avec les sirops

de raifort sauvage ou de beccabunga, toucher fréquemment les aphtes ou les ulcérations avec le collyre de Lanfranc, le nitrate acide de mercure, le vitriol, la pierre infernale, ne nourrir le malade qu'avec des fruits, des végétaux, de la chair de tortue, des viandes tendres et roties, quitter la mer, tels sont les moyens de guérison.

La cautérisation profonde et renouvelée, les toniques en gargarisme et en boissons, une diète animale très-substantielle délivrent d'une affection interne et gangréneuse de la bouche, atteignant les enfans et quelquefois les adultes des classes pauvres et souffrantes, surtout sous un ciel et dans des terrains humides.

Les parois de la bouche et de la langue sont souvent le siége d'ulcères arrondis, ou creux et irrégulièrement découpés, dont la cicatrisation difficile et peu solide accuse une vérole constitutionnelle ou récente, mais traitée négligemment : la tisane de Feltz, de Callac ou de Vigaroux, les pilules d'opium et de sublimé, celles de Sédillot, les dragées de Vaume, le mercure gommeux de Plenck les guérissent à merveille. Succèdent-ils au contraire à un ptyalisme mercuriel ? l'eau gazeuse, le lait, les ferrugineux, le quinquina, dans les constitutions détériorées, dans celles qui ne le sont point, les sudorifiques à la méthode de Ste Marie offrent de bons moyens de guérison.

Le carcinôme de la langue, ou de tout autre point des parties molles ou osseuses de la bouche, doit être enlevé sans retard.

DE L'ANGINE.

Envelopper le cou d'un cataplasme, prendre des pédiluves, de l'infusion pectorale tiède et peu sucrée, ne pas s'exposer à l'air, cela suffit dans l'angine simple.

Aiguë ; délayans et émissions sanguines :

Très-grave avec suffocation et lividité de la face, rêvasseries, assoupissement ; saignées abondantes du pied et du bras, 30 ou 40 sangsues au dessous de la mâchoire : en appliquer un petit nombre ne serait pas seconder le bon effet de la saignée phlébique ou artérielle, mais le compromettre. La fluxion s'accroît, si elle n'est épuisée par la saignée locale.

En outre, fumigations, fomentations tièdes, gargarismes miellés, ipécacuanha et tisanes stibiées, lavemens purgatifs; soit pour faciliter l'expulsion des fausses membranes, soit pour provoquer de grandes déperditions et des courants d'humeurs fortement dérivatifs. Scarifiez ensuite l'amygdale ou percez l'abcès qu'elle contient : sinapismes volans, vésicatoire entre les omoplates.

Lorsqu'il survient des escarres blanchâtres, des plaques gangréneuses, on les détruit avec l'alun en poudre, les dissolutions caustiques, le nitrate d'argent, et on excite une réaction locale avec le chlorure d'oxide de sodium en gargarisme.

En cas d'une diathèse asthénique, abstenons-nous de la saignée et recourons aux fortifians. Il faut, si la roideur de toutes ces parties infiltrées et sans chaleur, empêche la déglutition, introduire dans l'estomac, par une sonde œsophagienne, du bouillon, de l'eau vineuse, de la décoction de quinquina musquée, observant toutefois que le ventricule soit exempt de toute phlogose.

L'induration des amygdales qui succède quelquefois à l'angine grave ou à plusieurs angines répétées, si elle ne se dissipe par la cautérisation fréquente, nécessite l'ablation de ces glandes. Coupez aussi la luette, si elle reste trop alongée.

DU CATARRHE.

Le catarrhe laryngé, trachéal ou pulmonaire, simple, guérit par le repos au lit et l'infusion béchique :

Un peu plus grave ; quelques sangsues et des embrocations relachantes y suffisent :

Très-aigu ; il faut les saignées, les scarifications, les sangsues en grand nombre, les ventouses, les larges cataplasmes sur le cou et la poitrine, les diaphorétiques, les loochs blancs, les parégoriques très-doux : parfois les boissons mucilagineuses, nitrées, les évacuans huileux ou mucoso-sucrés. Après les premières périodes, les vésicatoires aux bras, la poix de bourgogne émétisée, les pastilles d'ipécacuanha, de karabé, de manne, de Tronchin, les minoratifs, l'infusion de polygala ou d'hysope avec l'oxymel scillitique, produisent, sans trop de trouble, de salutaires dérivations.

La température de l'appartement où couche le malade sera de 15 à 20 degrés du thermomètre centigrade.

Le silence absolu et le séjour au lit favorisent la cure.

Quand le catarrhe résiste et tend à se compliquer d'un épanchement, ou à développer une fonte tuberculeuse, deux larges vésicatoires sur la poitrine et bien entretenus finissent par en délivrer.

S'il se convertit en affection chronique, on doit nourrir le malade avec des fécules, de l'hydrogale, du lait d'ânesse, des bouillons de tortue, de veau, de poulet, d'escargots, l'abreuver de décoction d'orge et de lichen, recourir aux électuaires balsamiques, à l'opium qui modère la sécrétion muqueuse, laquelle énerve beaucoup, et en même temps placer des cautères ou des sétons, sur la poitrine, à la nuque et sur les côtés du larynx ou de la trachée, selon que la phlogose chronique réside dans la portion gutturale ou thoracique de l'appareil respiratoire.

Passez ensuite à un régime analeptique, au quinquina, aux frictions sur la peau, à l'équitation.

Lorsque la poitrine est humide, on la dessèche en quelque sorte, par des boutons de feu ou de petits moxas sur divers points du thorax et à l'angle des omoplates.

Ces derniers malades se trouvent bien aussi des purgatifs, des préparations diurétiques, et des eaux sulfureuses d'Enghien, des Pyrénées.

Le catarrhe, au moment de passer à l'état chronique ou l'ayant déjà fait, se complique d'une fièvre tierce ou quotidienne : supprimez-en les accès par le quinquina ; car, ils exaspèrent la toux, la suffocation, en augmentant l'engorgement des organes du centre et par conséquent du poumon.

DU CROUP.

Le croup doit être traité par l'emploi immédiat de la saignée jusqu'à défaillance, des ventouses scarifiées entre les épaules, des sangsues aux membres et devant le larynx, des fomentations tièdes sur cet organe, sinapisées aux extrémités : couvrez-les encore de vésicatoires avec l'euphorbe, frictionnez-les avec des teintures irritantes, mettez le malade à mi-corps dans un bain alkalin avec quelques onces de moutarde, multipliez les dérivations :

Au même moment, émétique ou ipécacuanha, puis, tartre stibié en potion, par cuillerées d'heure en heure, kermès, calomélas, huile de ricin, manne ; infusions béchiques très-chaudes ; que le malade soit couvert de laine, sollicitez une diaphorèse abondante.

C'est de la plupart de ces moyens réunis que dépend la guérison ; pressez-vous.

On a vanté la glace sur le cou ; application qui tue ; le sirop de sulfure de potasse ou de soude, l'ammoniaque, les carbonate et muriate d'ammoniaque, les fumigations ammoniacales étendues d'eau, la décoction de sénéka, les lavemens avec le jalap et l'assa-fœtida, moyens équivoques qui usent un temps qui déjà fuit si vite et dont la perte est irréparable.

Lorsque la dyspnée est extrême, l'asphyxie et la mort imminente, ouvrez le haut de la trachée artère et détruisez les fausses membranes qui obstruent le larynx. Cette opération offre une chance de salut au praticien sage et hardi, qui place une canule à demeure, et qui, plus tard, le larynx étant revenu à son état normal, laisse la fistule se cicatriser.

DE LA COQUELUCHE.

La coqueluche est un catarrhe gastro-pulmonaire, à forme convulsive, avec un excès singulier de sécrétion, et dont les enfans sont atteints plus souvent que les adultes. On guérit cette maladie par les émissions sanguines, les boissons douces, la thridace, l'opium, les sels de morphine, l'extrait de coquelicot, de belladone ou de jusquiame, l'eau de laurier-cérise ; à l'aide surtout de la pommade d'Autenrieth, de la poix de bourgogne stibiée ou des vésicatoires portés de la partie antérieure aux parties postérieures et latérales du thorax.

La teinture aqueuse d'ipécacuanha, celle de rhubarbe, de scille ou de quinquina, soulagent les enfans pituiteux, chargés de glaires, bouffis :

Pour tisane, les infusions de pouliot, de véronique, de camphrée leur valent mieux que la simple décoction d'orge ou de gramen.

Le lait doit être l'aliment de ceux qui sont grêles, émaciés; on peut le couper avec un peu d'eau de chaux, avec l'eau de goudron, la décoction de santal rouge, l'infusion de camomille, de lierre terrestre, d'angélique.

La gelée de lichen et la décoction de tiges de douce-amère relèvent les forces gastriques des enfans scrophuleux que la coqueluche a épuisés.

Si cette affection se complique d'une fièvre intermittente, recourez au sulfate de quinine.

Le foie de souffre, le carbonate de soude, les purgatifs ont été abandonnés, à cause de leur insuccès.

La coqueluche, à sa période d'incubation, peut avorter par une forte diaphorèse produite à l'aide du vin chaud sucré, de la thériaque dissoute dans du thé, surtout quand cette maladie règne épidémiquement et que son caractère n'est point inflammatoire.

DE LA PLEURÉSIE.

La pleurésie demande le traitement anti-phlogistique le plus sincère, quel que soit l'âge et le tempérament du malade, seulement harmonié avec ces diverses circonstances, avec l'acuité des symptômes.

Que le traitement soit appliqué tout de suite, conduit avec célérité, et la saignée poussée jusqu'à défaillance.

5

Les sangsues sur le côté n'opèrent bien, qu'après celle-ci, au moment où la phlegmasie est déjà très-affaiblie.

Les fomentations chaudes et les infusions de fleurs de bouillon blanc, de violettes, de tussilage, excitent une douce et utile diaphorèse.

Les loochs hypnotiques contribuent à la détente, en disposant au sommeil, et en calmant la douleur.

Les légers excitans de la peau dévient la fluxion; ils augmenteraient le mouvement inflammatoire et détermineraient des complications cérébrales, s'ils étaient trop chauds.

La pleurésie même traitée tardivement, exige encore la saignée ; car cette maladie conserve long-temps son cachet inflammatoire.

Imparfaitement guérie, on en efface les dernières traces par les saignées locales répétées, les cataplasmes, les vésicatoires aux bras, plus tard, sur le côté, par l'eau laiteuse, le lait d'ânesse, les gommeux, l'opium.

La pleurésie développée sous une constitution atmosphérique humide, catarrhale est quelquefois enlevée par le vomitif, par les rubéfians, et sans le secours de la saignée, surtout lorsque le malade n'est ni jeune, ni sanguin.

La purgation ne convient qu'à des enfans tout gonflés de sucs, ou à ces vieillards pituiteux dont la sensibilité organique est très-émoussée.

La pleurésie, tendant à la chronicité, cesse par l'insistance sur les vésicatoires; le séton et très-souvent l'oxymel ou le vinaigre scillitique , ainsi que les apozèmes diurétiques en favorisent la résolution.

La pleurésie , non guérie, entraine quelquefois la suppuration de la plèvre ou un épanchement séreux : dans les deux hypothèses, la thoracentèse doit être pratiquée.

Cette opération échoue souvent, et guérit quelquefois ; qu'il y ait ou non de canule à demeure , de parallélisme entre l'ouverture de la peau et celle des parties sous-jacentes, que le fluide s'écoule en plusieurs temps ou d'un seul coup, que l'on fasse des injections où que l'on s'en abstienne.

La pleurésie intermittente guérit par le quinquina , si les anti-phlogistiques n'en ont pas triomphé.

DE LA PNEUMONIE.

Comme la pleurésie avec laquelle elle coexiste très-souvent, la pneumonie exige la saignée.

On doit y insister jusqu'à la diminution très-marquée des symptômes, la renouveler dès que ceux-ci reprennent quelque intensité, malgré la faiblesse du malade, la faire, si elle a été omise, lors même que la fluxion de poitrine en serait à son quinzième jour, ou même au delà.

Rien ne doit en détourner, ni l'âge, ni la débilité originelle ou acquise de la constitution, ni, chez les femmes, la présence des menstrues ou des lochies.

Le silence absolu, une température égale dans l'appartement, les cataplasmes chauds sur la poitrine et les membres, le petit-lait, l'eau de poulet émulsionnée, l'eau d'orge, de réglisse, de gramen, de pommes, de figues, de jujubes, de gomme, si le mouvement fébrile est très-rapide, les infusions des espèces pectorales et légèrement diaphorétiques, si la disposition à la sueur se prononce, seconderont l'action des anti-phlogistiques directs.

La saignée locale qu'il ne faut pas négliger à mesure que la maladie avance, y est pourtant moins utile que dans la pleurésie : elle est même impuissante contre l'engagement du poumon; elle n'agit que comme secondaire ou dérivative, au déclin de la pneumonie.

Du cinquième au huitième jour, on peut, si le mal ne cède pas, associer aux humectans et aux émissions sanguines les excitans de la peau, commençant par les moins actifs et passant ensuite aux vésicatoires entre les épaules ou sur les côtés du thorax.

La pneumonie s'accompagne quelquefois d'un tel engorgement que, le malade étant prêt de s'asphyxier, les révulsifs les plus pénétrans, tant de la peau que de l'intestin, doivent marcher de front avec les déplétions sanguines. Ces cas sortent de la ligne.

Quand l'insomnie et l'agitation nerveuse sont extrêmes, on les modère avec les sirops de coquelicots, de pavots, de morphine; mais à faibles doses et étendues dans de grandes verrées de petit lait, lors du commencement de la maladie; à doses plus considérables et non ainsi délayées par la suite.

Lorsque tant de moyens n'atténuent pas la pneumonie et que l'engorgement de la face, la diminution de la sensibilité et des perceptions cérébrales indiquent de funestes progrès, six ou huit grains par jour de tartre stibié, étendus dans un julep simple ou laudanisé, les ont arrêtés.

Cette médication, très-souvent nuisible dans les pays chauds, réussit assez bien sous les zones tempérées ou humides.

Elle convient surtout aux vieillards et aux pituiteux, beaucoup moins à ceux qui sont dans des conditions de tempérament opposées.

Le tartre stibié, à la dose d'un ou deux grains et donné comme vomitif, le troisième ou le quatrième jour d'une pneumonie que les saignées répétées n'amendent point très-franchement, produit une perturbation et une diaphorèse plus salutaire et surtout moins dangereuse que ne le fait la méthode Rasorienne.

Le kermès, dans la pneumonie, agit comme l'émétique à hautes doses, toutefois avec moins d'activité.

La marmelade de Tronchin, l'huile de Ricin, la manne, le séné, la rhubarbe, administrés avant la période de déclinaison, augmentent sympathiquement l'anxiété et l'engorgement pulmonaire : la mort peut s'ensuivre de très près.

Ces minoratifs conviennent plus tard aux vieillards pneumoniques dont le ventre ne s'ouvre pas.

La pneumonie, mal traitée ou jugée imparfaitement, se résout encore sous l'influence des saignées capillaires et des fortes suppurations de la peau : la lymphe épanchée dans les plèvres est alors résorbée.

Les loochs kermétisés, de petites doses d'ipécacuanha, les purgatifs habilement ménagés ont dans cette occurrence, le mérite de l'à-propos.

Lorsque l'expectoration qui juge une pneumonie combattue sans vigueur, reste toujours très-abondante, les eaux sulfureuses coupées avec le lait, le baume de tolu, la tisane de lichen, les sétons ou les cautères sur le thorax en diminuent la quantité et en abrégent la durée.

Dans cette période d'asthénie, la scille, le colchique, les sels neutres, ouvrent les émonctoires et sont indiqués par l'œdème des bras, la bouffissure de la face, la rareté des urines, la gravité de l'épanchement symptômatique.

La pneumonie qui se déclare, pendant les épidémies bilieuses, catarrhales, intermittentes, s'évanouit quelquefois tout de suite après l'émétique ou après le quinquina.

Des pilules avec l'extrait de jusquiame, avec le camphre, le musc ou le castoréum, sont bien placées, lorsqu'il ne reste plus après une pneumonie, qu'une tussicule nerveuse.

La pneumonie obscure, mal déterminée ou qui a dépassé la durée ordinaire des fluxions de poi-

trine est quelquefois suivie d'une dyspnée non
interrompue, d'une expectoration purulente, d'une
fièvre intense et à paroxysmes qui résistent au
quinquina; le sthétoscope et la percussion ne faisant point découvrir d'épanchement, on se borne
à une diète douce, laiteuse, aux sirops d'opium,
aux emplâtres révulsifs : tout-à-coup une vomique
se crève, un pus très-fétide et verdâtre est rejeté
spontanément; puis une vaste caverne succède à
cette crise, et le temps, le silence le plus ri-
goureux et les mêmes moyens en opèrent la
cicatrisation.

DE L'HYDROTHORAX.

L'hydropisie de poitrine survient très-souvent
à la suite de la pleuro-pneumonie; elle naît
quelquefois spontanément, ou procède d'une
affection organique du cœur ou de tout autre
obstacle à la circulation.

Dans toute hypothèse, ouvrez la veine, mettez
des sangsues sur le thorax, aux aînes, au vagin,
à l'anus; recourez aux tisanes réfrigérantes, nitrées, acidules, si l'hydropisie est chaude, sthénique, à formes aiguës.

Ce traitement convient encore dans l'hydrothorax, qui n'a pas ce même caractère, qui n'est
point récente, mais qui s'accompagne d'un surcroît d'étouffement, des angoisses de l'asphyxie.

Dans toute hydrothorax, aiguë ou chronique,
il faut, hors de ces momens d'urgence, exciter
l'action des divers émonctoires; ainsi, lavemens

savonneux, crême de tartre, drastiques au besoin, apozèmes d'oseille, de persil, des cinq racines, nitre, acétate de potasse, sucs de chicorée, de cerfeuil, de fenouil, cloportes, digitale surtout en extrait, ou en infusion coupée avec le lait, unie quelquefois à la scille. Néanmoins on suspendrait tout de suite ces remèdes, si l'estomac s'en trouvait offensé ; car , la dégradation de l'économie en marcherait plus vîte.

Ouvrez, pendant ce traitement, des cautères larges, nombreux et permanens sur les parois de la poitrine, entretenez des vésicatoires aux bras, aux jambes et aux cuisses , multipliez ces voies d'écoulement, lorsque les forces le comportent, quand même les membres seraient enflés, quand même des escarres se manifesteraient. Leur chûte laisse des plaies suppurantes qui sont parfois de grande utilité.

Si l'hydrothorax paraît après la dessication de vastes surfaces dartreuses ou d'autres exanthèmes, les exutoires sont encore plus spécialement indiqués.

En cas de leucophlégmatie, mouchetures sur les membres inférieurs, ravivées sans interruption et suivies de fomentations chaudes et sèches; bains de vapeurs aromatiques deux fois le jour. Cette méthode peut décider un suintement lymphatique et une diaphorèse considérables qui désenflent quelquefois le corps tout entier et dessèchent la poitrine, surtout si l'on y joint des tisanes purgatives.

La ponction de la poitrine offre une dernière ressource avec espoir de guérison, si la matière de l'épanchement est séreuse et peu altérée.

DE L'HÉMOPHTHISIE.

L'hémophthisie se traite par une large saignée suivie de saignées moins copieuses et répétées jusqu'à la cessation de l'hémorrhagie ; peu importe l'âge du malade, pourvu qu'il soit pléthorique.

L'hémophthisie des individus faibles, maigres, pâles, ne demande que de petites saignées et séparées par de plus grands intervalles.

On y associe les fomentations tièdes et doucement révulsives sur les membres, les pédiluves, les lavemens, l'eau de poulet, l'orgeat, l'orangeade, l'eau de groseille ou de framboise, plus tard, un peu de sirop de pavots ou de morphine, le lait d'ânesse pur ou de chèvre coupé au tiers avec la décoction d'orge, de consoude ou de gramen ; la conserve de roses nitrée a été aussi vantée.

L'hémophthisie persistant, malgré la cessation de la fièvre et de l'ardeur de la poitrine, et le sang apparaissant noir, veineux, décomposé, on donne avec succès les sucs dépurés d'ortie, avec les sirops de coings ou de roses rouges, les pilules d'alun et de sangdragon, celles de cachou et d'extrait de tormentille, les potions avec l'eau de Rabel et l'extrait de ratanhia, la limonade avec l'acide sulfurique, quelquefois frappée de glace.

Ces moyens conviennent aussi aux vieillards qui

expectorent dès le début de leur hémophthisie,
un sang d'une teinte louche et brune, sans que
leur pouls batte plus vîte.

Dans ces diverses circonstances, les sels neutres, l'infusion de camomille avec deux onces de
casse et deux onces de tamarins dévient quelquefois heureusement la fluxion morbide.

L'hémophthisie déclinant, on nourrit le malade
avec des gelées, du poisson, des viandes blanches, des œufs frais, des purées végétales, des
fruits bien murs ou cuits, du chocolat au lait,
des crêmes de salep, de tapioka, ou d'épeautre.

L'hémophthisie n'est souvent que le signal de
la consomption pulmonaire; elle s'éteint alors assez
rapidement, quelquefois pour ne plus reparaître;
mais la fièvre, la toux continuent, des sueurs et
une expectoration purulente y succèdent.

DE LA PHTHISIE.

La phthisie fébrile doit être traitée comme
l'hémophthisie; elle dévore, en deux mois, l'existence, si on n'en suspend ainsi les ravages. La
phthisie moins aiguë et celle dont les périodes
sont les plus longues se ralentit encore sous l'influence des émissions sanguines peu considérables,
mais souvent répétées, des cataplasmes émolliens
sur le thorax, des dérivatifs de la peau et du
tissu cellulaire, ces derniers nombreux et chacun
avec vingt ou trente pois. Les malades qui ont le
courage de se soumettre aux moxas en ont quelquefois retiré de meilleurs effets que des sétons
ou des cautères.

Sans irriter les entrailles, il faut pourtant ici des alimens capables d'entretenir les forces battues en ruine si violemment.

Le lait de femme ou d'ânesse pour principal remède, les bouillons de veau, de grenouilles, de poulet, de tortue, les escargots de vigne crus, les sucs dépurés de carottes, la décoction de lichen et de guimauve, la gomme, les extraits des espèces mucilagineuses, l'hydromel, les tisanes les plus douces, l'opium sous toutes les formes sont les divers moyens internes les plus usités.

S'il survient des sueurs, les sels de plomb les arrêtent :

De la diarrhée ; le laudanum en lavement, la décoction blanche de Sydenham et la thériaque la modèrent toujours et souvent la suspendent.

Au demeurant, cette affreuse maladie, une fois très-avancée, ne guérit jamais. Les espérances que l'on avait fondées sur l'acide prussique furent vîte déçues.

Lorsque l'on y est prédisposé, ou que l'on relève de ses premières atteintes, on doit porter un cautère au bras, habiter la campagne, de préférence un lieu sec et élevé, y faire tous les jours un exercice modéré et en plein air, tantôt à pied, tantôt à cheval, y vivre sobrement, mais avec des viandes succulentes, bœuf, mouton, volaille, éviter l'air humide de la nuit, porter de la flanelle sur la peau ; fuir avec un égal soin les habitudes molles et efféminées, qui favorisent la diathèse et la fonte tuberculeuse, comme aussi la vie trop active qui dispose aux affections inflammatoires et compromet ainsi les poitrines délicates.

Pour la prophylaxie et pour la guérison de la phthisie, parler peu, sans précipitation et sans élever la voix ou garder le silence absolu est de rigueur.

Les voyages sur mer, aux eaux thermales, dans le midi, l'hiver, en suisse, l'été, l'habitation des étables à vache, conjurent la funeste tendance à la consomption pulmonaire.

Et même les eaux thermales, en bains et en boissons, ont produit des changemens aussi utiles qu'inespérés dans la phthisie au premier et deuxième degrés avec fonte tuberculeuse. Ces eaux opèrent sur la peau et sur le ventre une révulsion, toujours salutaire, quand elle ne surexcite pas trop vivement. Les chevaux poussifs, atteints de pulmonie et que l'on menait boire aux sources de Cauteretz, y recouvraient la santé, en moins de trois semaines.

A l'action particulière des eaux se joignent les avantages d'un air pur, d'un excellent lait, d'un régime hygiénique bien dirigé, de douces distractions : On vante les eaux de Mont-d'or pour les poitrines les plus délicates, celles des Pyrénées pour les poitrines qui le sont moins.

Des malades offrant tous les symptômes de la phthisie pulmonaire et ayant eû des syphilis négligemment traitées, ont pris avec succès des préparations mercurielles.

D'autres qui étaient scrophuleux se sont loué du fer et de ses composés, de la semence de fenouil aquatique, du cresson, du souffre, du quinquina, de l'extrait d'absynthe, de gentiane, de saponaire : l'iode, le sulfate de quinine, la poudre de digitale ont paru quelquefois les impressionner heureusement.

Des hypochondriaques, des filles hystériques, réduits à une grande maigreur et toussant beaucoup, menacés sinon atteints de consomption, ont vû tous ces symptômes diminuer par les extraits narcotico-âcres, l'ambre, l'assa-fœtida, combinés avec le lait et les pectoraux. Les frictions très-odorantes, les bains à peine tièdes leur fesaient du bien.

Rétablir les flux qui ont préexisté à la phthisie, conserver ceux qui ont paru, tels que les fistules à l'anus, rappeler une transpiration abondante des pieds par l'usage des chaussons de flanelle ou de taffetas gommé, par des emplâtres de poix, est d'une haute importance.

Dans la phthisie laryngée, ne cessez en outre d'appliquer des cataplasmes sur le cou, alors même qu'il est couvert de cautères suppurans ; touchez souvent la luette et ses dépendances avec la pierre infernale, employez les gargarismes avec l'iode, les bourgeons de ronce, ou l'aigremoine, insufflez de la poudre d'alun dans l'isthme du gosier, vous donnerez ainsi du ton aux muscles infiltrés de cette région, et cette action locale se propageant pourra modifier la sub-inflammation du larynx.

Les frictions sur la partie antérieure du cou avec l'huile de croton-tiglium ont récemment dissipé l'aphonie et autres symptômes graves de laryngite chronique.

DES MALADIES DU CŒUR ET DE SES ANNEXES.

La péricardite doit être attaquée vivement par les anti-phlogistiques directs, comme la pleurésie intense.

Quant à l'hydropéricarde, son traitement qui est celui de l'hydropisie de poitrine, varie selon qu'elle est fébrile, spontanée ou chronique.

Dans ces deux maladies, mais aiguës, il faut peut-être une décision encore plus prompte que dans la pleurésie ou dans l'hydrothorax, car là mort peut s'ensuivre plus rapidement. Le traitement de l'inflammation du cœur et des artères repose sur les mêmes principes.

Cependant lorsqu'elle coexiste avec la gastro-entérite, on se trouve dans la nécessité de ne pas trop radicalement épuiser les forces. La double maladie devant beaucoup durer, il faut que celles-ci puissent y suffire. Les veines participent quelquefois à cette inflammation et il n'en résulte d'autre indication spéciale, que celle des anti-phlogistiques locaux si la phlébite occupe des veines sous-cutanées.

L'anévrisme du cœur, si le malade est robuste, doit être traité par la saignée large et répétée fort souvent et fort long-temps , par les sangsues aux aînes, au vagin , à l'anus , par les ventouses scarifiées sur la région précordiale, par le rétablissement des anciens flux : En outre , boissons aqueuses abondantes , système réfrigérant , peu d'alimens et tous végétaux à l'exception de quelques onces de chair de poulet et de poisson ; glace sur la poitrine , si la toux ne s'ensuit ; méthode de Valsalva dans toute sa rigueur : la violence des palpitations ayant enfin beaucoup diminué, digitale pourprée ou sirop de pointes d'asperges, médicamens auxquels on renonce , s'ils fatiguent ou sur-excitent l'estomac.

L'anévrisme des enfans , des vieillards , des valétudinaires demande aussi la saignée de temps à autre , mais peu considérable , et associée aux vésicatoires , aux purgatifs , aux diurétiques , ceux surtout qui exercent en même temps sur le cœur une action sédative.

Des palpitations violentes avec hypertrophie du cœur réelle , mais relative à leur âge , atteignent souvent les enfans des deux sexes : la révolution de la puberté chez les garçons , l'éruption des menstrues chez les filles ramènent l'équilibre et font disparaître cette hypertrophie. Les pédiluves , un cautère , la pommade stibiée fréquemment appliquée à l'épigastre hâtent et favorisent cette guérison , aidés surtout par un régime doux , laiteux , végétal , par le repos presque absolu , l'absence de toute contrariété. Les frictions aromatiques , et les chemises de flanelle sont utiles à ces

malades, en fesant affluer le sang·sur la périphé-
rie, et en en réglant ainsi la répartition sans cela
trop inégale.

Des filles non menstruées, chlorotiques, des
femmes épuisées de flueurs blanches, sont souvent
sujettes à des palpitations de cœur qui deviennent
le principe de l'anévrisme.

Les analeptiques, le lait coupé avec l'eau gazeuse, la décoction de lichen, de rhubarbe ou
de quinquina, le vin chalybé, l'éthiops martial,
l'extrait de digitale, les extraits amers, les fleurs
de souffre, doivent avec les frictions stimulantes
sur tous les membres et le dos, avec des douches
aromatiques ascendantes, composer le traitement,
lorsque le ventricule n'est pas irrité. Les teintures
volatiles par gouttes et en julep, réussissent alors
assez bien.

Les mouvemens déreglés de l'âme nuisent beaucoup à ces malades; la promenade à dos d'âne
et au soleil leur fait du bien.

Ce qui précède s'applique à l'anévrisme de
l'aorte et des gros vaisseaux.

DE LA PARAPHRÉNÉSIE.

L'inflammation du diaphragme ou paraphré-
nésie s'accompagne de symptômes tellement graves que la méthode anti - phlogistique la plus
puissante doit être incontinent appliquée.

DE LA GASTRITE, GASTRO-ENTÉRITE.

La gastrite, la gastro-entérite est de toutes les latitudes, de tous les âges, de toutes les professions; commençant par la simple injection capillaire et finissant à l'aposthème, à l'ulcération, à la fonte putride, à la gangrène. Le fœtus succombe quelquefois dans le sein de sa mère, à cette maladie qui souvent termine aussi la course de l'octogénaire.

La gastro-entérite simple, dans les pays chauds, demande la saignée, quelques sangsues à l'épigastre, et les délayans.

Assez aiguë, des émissions sanguines plus abondantes, le petit-lait, l'orangeade, l'eau de gramen émulsionnée, les lavemens, les embrocations ou les cataplasmes émolliens :

A un dégré plus intense, avec chaleur âcre de la peau, le même systême de traitement, mais sans abus de la saignée ; car la maladie sera longue, épuisera profondément, et les moyens d'énervation qui enlèvent si prestement une phlegmasie non encore bien organisée , impuissans contre celle qui a pris racine, doivent être mis en avant avec discrétion : diète austère, abstinence de bouillon, même léger, cataplasmes sur les membres et l'abdomen : ils tempèrent la chaleur et la fièvre.

Dans les premiers jours de la gastro-entérite, la langue n'étant pas trop rouge, ni trop sèche, s'il y a une haleine fétide , une odeur comme

6

d'abdomen ouvert, des vomituritions verdâtres, une faible dose d'ipécacuanha ou de tartre émétique, mais soutenue de beaucoup d'eau tiède, débarrasse les premières voies de sucs altérés et cause secondaire de phlogose, adoucit la peau et la fait se couvrir de sueur.

Plus tard, lorsque le ventre ne s'ouvre pas, pinte de petit-lait tamariné, d'eau de veau aiguisée avec un once de sel de Glauber ou un grain de tartre stibié, les lavemens avec la casse ou la manne décident des évacuations qui soulagent l'intestin : l'huile d'amandes douces, d'olive ou de ricin, décharge aussi les entrailles, sans exciter trop de perturbation.

A l'exception de ces légers évacuans qui peuvent être placés avec avantage, il faut s'en tenir aux anti-phlogistiques et savoir attendre.

Lorsque la maladie dépasse deux septénaires, l'intestin, l'iléon et sa valvule étant ulcérés, le cerveau, le poumon ou le cœur prennent part au désordre; et delà quelques indications particulières.

Le bain tiède avec des affusions froides sur la tête, l'application de la glace ou des cataplasmes soit sur cette région, soit sur la poitrine, les ventouses sèches ou scarifiées au dos ou aux cuisses, le séton à la nuque, les vésicatoires sur le thorax, ou aux jambes, sont, dans ces complications, quelquefois très-efficaces.

L'entérite ne cessant de s'aggraver, la putridité des déjections, le froid de la peau et l'état misé-

rable du pouls indiquent le quinquina ou les toniques. On ranime ainsi un corps défaillant par
une excitation momentanée qu'on est souvent bientôt obligé de suspendre; mais la tendance à la
guérison est imprimée. Les teintures éthérées ou
musquées, le sulfate de quinine, la décoction ou
l'extrait mou de quinquina, les élixirs de propriété
ou de Mindérérus mènent à ce but.

Lorsque les forces s'abaissent progressivement
et qu'on en prévoit la ruine totale après un terme
donné, on habitue les intestins ulcérés au contact
des toniques, en commençant par les eaux aromatiques, mêlées à de la décoction d'orge ou de
gruau, par la limonade très-sucrée coupée avec
de l'infusion d'ormin ou de camomille, par l'eau
vineuse préparée avec les vins du Rhin, de Bourgogne ou de Bordeaux : puis, on passe à de légères doses de camphre, aux extraits amers, à la
thériaque, la confection d'hyacinthe ou d'alker-
mès, au sulfate de quinine, à la décoction gommée de quinquina, d'écorces de Winter, de
Serpentaire.

Quelque légers que soient ces premiers toniques, si le pouls se rapetisse davantage, s'il devient
plus inégal, la règle est de les cesser et de s'en
tenir jusqu'à la fin à la médecine expectante.
L'essentiel est d'en bien diriger l'emploi, de rendre à-propos au malade des liquides plus nourris-
sans tels que la décoction blanche, ou de lichen,
coupée avec du lait, tels que les gelées de fruits,
puis, celles de viandes.

Si les toniques réussissent franchement, c'est que les symptômes gastriques qui paraissent très-intenses se rapportent à une encéphalite laquelle, d'affection consécutive, en sous-ordre, est devenue principale, prédominante; c'est que les premières voies ne sont pas compromises.

Il importe de sonder ces malades, lorsqu'ils n'urinent que par regorgement :

De nettoyer, deux fois le jour, leurs plaies gangréneuses au sacrum et aux trochanters avec de l'eau chlorurée, avec la décoction de quinquina ou le vin sucré :

D'ouvrir sans délai les abcès qu'ils présentent quelquefois aux membres et au tronc, pour prévenir une résorption purulente, toujours nuisible : .

De modérer la diarrhée dont ils sont atteints par quelques opiacés :

De leur appliquer des vésicatoires que l'on panse ensuite avec du cérat kinatisé, quand leur entérite présente des redoublemens obscurs, mal dessinés ; ces pansemens d'ailleurs ne pouvant jamais leur nuire.

De frictionner leurs membres, surtout dans cette circonstance, avec de la teinture de quinquina.

La diarrhée qui survit quelquefois à l'exanthème intestinal, qui persiste après quatre septénaires, lorsque le malade désire et prend déjà quelque nourriture, doit être traitée par le pansement des vésicatoires avec du cérat morphiné, par le dias-

cordium, la thériaque, la décoction de cachou,
de salep, de bistorte, de simarouba aiguisée avec
l'eau de luce, par des pilules d'opium et d'ipécacuanha, par des quarts de lavement avec l'a-
midon et les gouttes de Rousseau, par les frictions
avec le laudanum pur sur le ventre, suivies d'un
cataplasme, par l'emplâtre de poix de Bourgogne
sur les lombes couvert d'opium pulvérisé, ou
d'un mélange d'euphorbe et d'émétique.

Les bains tièdes, précédés et suivis d'une forte
friction sur la colonne vertébrale avec un liniment
stimulant, ont aussi arrêté cette lienterie.

Ce dernier moyen, l'eau gazeuse, les boissons
nitrées et acidules, les exutoires aux jambes, un
régime doux, laiteux, végétal, c'est tout ce qu'il
faut, si l'entérite est suivie d'un commencement
d'ascite.

Lorsque l'hydropisie croît et exige la ponction,
on ne déviera pas, après la sortie des eaux, de
ce système de traitement.

Surveillez attentivement la convalescence ; c'est
une seconde maladie : supprimez les alimens et
ramenez tout de suite le malade aux délayans, si
des bouffées de fièvre se manifestent, si la langue
rougit et se dessèche.

Dans les premiers septénaires de la gastro-
entérite, et dans l'été, les boissons froides, frappées de glace, sont celles que les malades prennent avec le plus de plaisir et qui leur conviennent
le mieux : la glace pilée, saupoudrée de sucre et
aiguisée de deux ou trois gouttes de citron sur

chaque cuillerée à café, rafraichit leur bouche et calme leurs nausées.

Dans l'hiver, et dans les derniers septénaires, les boissons tièdes ou chaudes réussiront mieux.

La gastrite qui s'accompagne de ballonnement et d'angoisses épigastriques, de vomituritions non interrompues, et, cinq ou six fois dans la période diurne, d'énormes vomissemens verts ou azurés, est fréquemment mortelle; oser le vomitif, comme dans la gastrite la plus simple, serait une tentative bien téméraire et abréger cruellement la durée de la scène: la glace, les boissons froides, les fomentations d'eau glacée sur l'abdomen, le bain presque froid soulagent, mais un instant seulement: l'acétate de morphine, à la dose d'un sixième de grain, toutes les quatre heures, parait le remède le plus opportun.

L'iléite aiguë se complique parfois d'une tumeur très-dure à l'aîne, que l'on traite par les saignées locales répétées, par des cataplasmes et des bains: on en obtient ainsi peu-à-peu la résolution; si on n'y réussit point et que cette tumeur se résolve en pus, celui-ci passe sous l'arcade crurale; on y donne issue immédiatement et on traite cet abcès iliaque par la compression, par les injections détersives.

La gastro-entérite suscite quelquefois des symptômes insolites qui, tels que le battement anévrismatique de l'épigastre, loin de contre-indiquer la saignée et les humectans, déposent au contraire en leur faveur.

La gastro-entérite intermittente demande le quinquina, celle surtout, qui se développe pendant une épidémie ou une eudémie de fièvres périodiques, mais les symptômes gastriques inflammatoires restent souvent, malgré les anti-phlogistiques, tellement prononcés qu'on ne peut l'administrer par la bouche : on le donne alors en lavement sous les formes de teinture, de poudre ou de sel et étendu dans quelques onces d'eau, avec un peu de laudanum. Cette méthode supprime l'accès, et la phlegmasie gastrique s'en trouve aussi atténuée. Plus tard, elle se dissipe entièrement, sous les mêmes influences douces et rafraîchissantes.

Pour des accès tierces ou quotidiens ordinaires, deux onces de poudre de quinquina ou un scrupule de sulfate de quinine suffisent ; pour ceux qui sont très-graves, il en faut quelquefois davantage :

Ces lavemens se prennent à la dernière décroissance paroxismale ; le malade doit les retenir au delà de l'accès futur ; s'il les rend presque immédiatement après les avoir reçus, on n'en tient nul compte et on recommence.

Ils conviennent souverainement dans les fièvres gastriques intermittentes dégénérées, que l'ingestion par le haut du quinquina suspend seulement pour quelques jours et qui bientôt reparaissent avec plus de gravité. Par ce procédé le ventricule que l'on ne stimule plus à contre temps, perd son habitude d'inflammation, les récidives d'accès deviennent plus rares, moins fâcheuses et s'éteignent rapidement.

Dans les intermittentes intestinales avec pouls mou et large, langue humide et muqueuse ; les vomissemens très-abondans, très-faciles, par secousses convulsives, pendant l'accès, leur cessation immédiate quand il finit, comme leur spontanéité au moment de l'invasion, sont de nature purement nerveuse, spasmodique et permettent l'administration du sulfate de quinine par la voie ordinaire : les accès cessent incontinent et ne reparaissent plus.

Mais les vomissemens difficiles, verdâtres, vomituritions plutôt que vomissemens, avec anxiété, avec la langue sèche et rugueuse, avec le pouls petit, dur et irrégulier, préludant à l'accès, ne cessant pas franchement avec lui, persistant pendant l'intermission, plus faibles il est vrai, mais toujours avec inquiétude précordiale, (l'accès s'établissant d'ailleurs peu-à-peu, sans spontanéité à son début comme aussi sans spontanéité dans sa déclinaison), ces vomissemens tiennent à un état phlogistique grave des premières voies, et indiquent d'une manière très-spéciale, exclusive même, le quinquina en injection anale ;

Cependan dans cette conjoncture comme dans toutes les gastro-entérites sub-intrantes cardialgiques, si le malade privé de sa raison ne garde point les lavemens ou si une cause quelconque en annihile l'effet, on doit, malgré les justes craintes qui se rattachent à l'introduction du quinquina dans des organes mal disposés, le donner au plus vîte. Préférons-en les sels à la poudre ; et, l'accès aboli, insistons sur la méthode anti-phlogistique la plus sévère.

Au reste, l'estomac et le rectum ne sont pas les seules voies ouvertes au quinquina, dans les intermittentes intestinales sur-aiguës, qui y répugnent ; la peau présente une vaste surface que l'on utilise à cette fin. Frottez le dedans des bras et le creux de l'aisselle avec de l'axonge chargée de sulfate de quinine, ou bien saupoudrez l'aisselle avec cet alcali, et assujétissez ensuite les membres contre le tronc ; cette espèce d'embrocation, renouvelée deux fois le jour, est souvent efficace : les enfans surtout s'en trouvent bien.

Dans la gastro-entérite avec fièvre continue rémittente, mais à rémission bien marquée, le quinquina, au moins en frictions, en fomentations, ou étendu sur des plaies de vésicatoires, devient, dans l'insuccès des anti-phlogistiques, d'absolue nécessité : si les paroxismes sont très-énervans, s'ils doivent consommer en peu de jours l'épuisement radical de la sensibilité et des forces, portez-le sans balancer dans les voies digestives, l'introduisant par le haut ou par le bas, selon la nature des symptômes.

La gastro-entérite des pays humides, qui se développe en hiver, qui atteint les enfans ou les hommes chargés d'embonpoint, les vieillards très-pituiteux, répugne moins que celle de l'été et des pays chauds à l'émétique et aux évacuans.

Le vomissement excité dès le début, dans ces conditions de tempérament et d'atmosphère, abrège souvent la durée de cette maladie et prévient les diarrhées énervantes qui ont lieu plus tard, si l'émétique n'est pas donné.

L'ipécacuanha en poudre ou en teinture convient mieux aux enfans.

Cette gastro-entérite doit être traitée par les infusions béchiques nitrées, par les ventouses sèches, les embrocations chaudes, les cataplasmes aiguisés d'un peu de moutarde, les vésicatoires volans.

Les eaux de Sedlitz ou de Wals, la limonade anglaise, les sels neutres, les purgatifs ordinaires, placés après le premier septénaire, débarrassent le tube intestinal souvent plus engorgé que phlogosé.

Observez cependant l'action et les effets de ce traitement, pour le suspendre aussitôt, si ceux-ci témoignent que celle-là est trop vivement perturbatrice et l'est sans fruit.

Cette gastro-entérite se prolongeant, les toniques et le bouillon pourront être mis en avant, plutôt et avec moins de danger que dans la fièvre gastrique très-inflammatoire. C'est ici une phlegmasie presque sub-aiguë et non une phlegmasie franchement dessinée, à ulcères blafards et non raides, durs et saignans.

La gastrite est quelquefois tellement liée à une congestion cérébrale, que la saignée de la saphène, les pédiluves, les lavemens, le repos de l'esprit suffisent à la guérir : elle est précédée long-temps à l'avance de maux de tête et accompagnée de la faiblesse, de la vacillation des extrémités inférieures : elle atteint les hommes de cinquante ans et au-dessus.

La diète prolongée entretient quelquefois, surtout chez les enfans et les femmes délicates, une irritation gastrique qui peut devenir mortelle; car une douce et progressive alimentation en serait le remède, et on se l'interdit dans la fausse pensée que la maladie en serait aggravée.

La gastrite, dans quelques circonstances, provient de l'insuffisance ou de la privation totale de nourriture; les symptômes en sont graves. La décoction d'orge épaissie, le petit-lait gommé, l'hydrogale, les purées claires, les fruits cuits, prépareront l'estomac à d'autres alimens.

La gastro-entérite mal traitée ou traitée convenablement, mais de nature très-rebelle, devient chronique; dans l'enfance, elle revêt bientôt ce caractère. On donne des tisanes douces et légèrement nutritives, telles que l'eau de veau ou de poulet, le lait d'ânesse, les gelées de fruits, les fruits eux-mêmes cuits ou bien murs, les viandes blanches, les purées végétales, les crêmes d'avenat, de salep, de tapioka, de racahout; si le mésentère se désobstrue, si les évacuations se régularisent, on rend cette alimentation plus succulente. Dans ce progrès vers la guérison, essayons de l'eau ferrugineuse, du vin de Bordeaux, quelques cuillerées de teinture aqueuse de rhubarbe, de gentiane ou de quinquina : surveillons-en l'action.

Il faut des années pour cette cure, et en outre baigner ces malades, les frictionner, leur appliquer des emplâtres de thériaque ou autres, opiacés, camphrés, des ventouses sèches et des vésicatoires volans aux lombes, les couvrir de flanelle, les faire se promener par un beau soleil, à cheval et en voiture.

Les eaux minérales acidules, gazeuses, ferrugineuses, prises sur les lieux, sont souvent utiles dans ces affections chroniques.

La gastro-entérite ou la gastrite simple peut existser sans fièvre, ne pas réagir sur les autres organes, ne pas troubler la régularité de leurs fonctions, et quoique ainsi limitée, acquérir pourtant beaucoup d'intensité.

DE L'HÉMATEMÈSE.

Cette hémorrhagie guérit par les boissons acidules, frappées de glace, par des lavemens ou des fomentations d'eau fraiche sur l'estomac, par la saignée et les sangsues, par des ventouses sèches sur les hypochondres, des cataplasmes irritans et des vésicatoires sur les membres. Il faut encore le repos absolu au lit, l'absence de toute émotion, quelquefois un peu d'opium, et se taire.

Insister ensuite sur une diète lactée, végétale, sur les pédiluves, sur les bains domestiques, pour prévenir le retour de l'hémorrhagie.

Lorsque la constitution étant détériorée ne peut comporter ce traitement, le quinquina, les pilules astringentes, les juleps avec l'eau de rabel ou

l'alcool nitrique, les sucs dépurés d'ortie, l'infusion de roses rouges resserreront les capillaires
affaiblis ou variqueux de la muqueuse stomacale
et préviendront de nouvelles exhalations sanguines.

DU SQUIRRHE DE L'ESTOMAC.

La gastro-entérite chronique, le travail opiniâtre de cabinet, l'abus des liqueurs, une fatale
prédisposition entrainent le cancer de l'estomac.
Des saignées locales souvent répétées, des fomentations émollientes non interrompues, des bains
de plusieurs heures, tous les jours, une nourriture
réduite exactement à ce qu'il faut pour ne pas
mourir, se composant de lait d'ânesse ou de
femme, de panades, de pulpe ou de gelée de
fruits, de faibles doses de morphine ou d'opium,
de la tisane mucilagineuse, variée, à petits coups
pour ne pas rappeler les vomissemens, des clystères anodins en cas d'insomnie, peuvent guérir le
squirrhe du pylore.

Cette méthode si simple en affaiblit d'ailleurs la
violence et les angoisses, en ralentit les progrès.
On y associe l'extrait d'aconit, de cigue, de jusquiame, mais à très-hautes doses, et alors l'estomac en est douloureusement affecté; à doses peu
considérables, et alors ces drogues sont insuffi-
santes et bien au-dessous des préparations d'opium.

Gardez-vous de prescrire à ces malades les
eaux minérales actives, les élixirs toniques ou
purgatifs.

DES NÉVROSES DE L'ESTOMAC.

Les hypochondriaques et les filles hystériques
sont sujets à des vomissemens spasmodiques qui
surviennent à divers intervalles, qui sont accompagnés d'éructations et autres phénomènes nerveux : toute substance est alors rejetée, même
une cuillerée d'eau gazeuse, de glace pilée, d'eau
pure et froide, d'eau de tilleul ou de fleurs d'o-
ranger affaiblie et bien chaude ; la potion de Rivière, les anti-spasmodiques, les pilules de camphre, d'opium, de musc, de rhue, accroissent
ces vomissemens convulsifs.

Ne rien introduire dans l'estomac, jusqu'à ce
qu'ils diminuent sous la seule influence des topiques, est le parti le plus sage, le temps devient
ainsi le grand sédatif de cette névrose. On emploie
avec succès les bains de trois à quatre heures, les
fomentations tièdes et anodines sur le creux de
l'estomac, ou froides et même glacées, les lavemens huileux, la pommage d'Autenrieth à la face
interne des bras, les cataplasmes saupoudrés de
moutarde aux genoux, et aux gras de jambe, les
frictions ammoniacales, les ligatures, l'électricité,
le vésicatoire sur l'épigastre, que l'on panse ensuite,
quatre fois le jour, avec du cérat chargé d'acétate
de morphine. Si ces vomissemens résistent à tous
ces moyens, comme ils contrarient essentiellement la nutrition et qu'il importe enfin de les arrêter, il faut quelquefois en venir au moxa, ou au
cautère incandescent tenu à deux lignes du scro-

bicule, ou aux sétons et cautères placés aux jambes, s'il y a quelque ancien flux à rétablir.

D'autres fois, le malade éprouve après les repas ou le matin au réveil, des renvois âcres et brulant la gorge; la magnésie calcinée, les boissons fraiches, émulsives, le sirop de payot et les anti-phlogistiques dissipent ces symptômes.

Lorsque ce sont des appétits voraces ou bizarres, une douleur brusque, atroce, avec défaillance et qui de l'épigastre se porte dans le dos, le sous-carbonate de fer, l'absynthe, le quinquina, l'oxide de bismuth, le suc de laitue, l'opium, les anti-phlogistiques peuvent convenir.

L'estomac et les premières voies tombent quelquefois dans un état de flatulence et de langueur purement nerveuse et sans phlogose. Les tablettes ou la teinture aqueuse d'ipécacuanha, les sirops de rhubarbe, de gentiane ou de quinquina, la teinture de mars, l'infusion à froid de camomille, de citronelle, de petite centaurée, la limonade cuite, un peu de vin de Xerès ou de Madère, l'extrait de fenouil, les pastilles d'anis, de Darcet ou du café après les repas réveillent la sensibilité et les oscillations du ventricule ainsi alangui.

On cesserait ces remèdes s'ils desséchaient la langue, accéléraient le pouls, et prouvaient par là qu'on a confondu un dégout névralgique, de lassitude, avec l'anorexie qui dépend de l'inflammation.

DE LA COLITE.

Les rhumes des gros intestins sont fréquens et peu dangereux ; une digestion laborieuse ou l'impression du froid les occasionent ; d'abondantes déjections avec quelques sourdes tranchées, les mettent en évidence ; rester au lit, y provoquer de la moiteur par des infusions légères de fleurs de violettes ou de mauve, de thé ou de mélisse, prendre un ou deux lavemens d'eau tiède, suffisent ordinairement.

Ce catarrhe intestinal passe comme le coryza : s'il n'est pas dû à une cause, toute spontanée, s'il s'organise à l'avance, sous des influences très-stimulantes, ce n'est plus de la diarrhée, c'est un flux muqueux, sanguinolent, avec épreintes, qui abat rapidement les forces, qui dégénère quelquefois en hémorrhagie intestinale : développez dans ce cas tout l'appareil anti-phlogistique : saignée, sangsues à l'anus et sur l'hypogastre, ventouses scarifiées aux lombes, deux bains par jour, eau de gomme ou de poulet, alternée avec du petit-lait, toutes les quatre heures, un quart de lavement mucilagineux, parfois avec quelques gouttes d'une solution aqueuse d'opium, fomentations non interrompues sur l'abdomen, frictions et cataplasmes sur les membres inférieurs : le malade lachera sous lui ou dans un bassin plat ; car s'il se levait, l'impression de l'air, fréquemment renouvelée, arrêterait la moiteur qu'il doit entretenir.

Dans cette fluxion sur-aiguë, les sinapismes, les

vésicatoires nuiraient; le succès, et prompt, y
dépend de la seule méthode anti-phlogistique.

On y associe quelquefois et même assez souvent, une prise d'ipécacuanha ou un demi grain
de tartre stibié, avec la précaution de faire boire
beaucoup d'eau tiède, presque immédiatement
après l'ingestion du remède, pour qu'il ne passe
pas par le bas: Il produit alors une diaphorèse et
une révulsion utile.

Cette pratique convient surtout, quand déjà la
turgescence sanguine a été vivement attaquée; il
y aurait imprudence à l'employer dès le début.

Lorsque les selles se succèdent coup sur coup,
qu'elles ne se composent que de détritus muqueux, de sang et de matières verdâtres, il devient urgent de ne pas s'en tenir aux seuls antiphlogistiques. Recourez malgré la violence de l'inflammation, aux gouttes anodines, à l'extrait
d'opium, aux sels de morphine; les donnant par
le haut et par le bas, à doses brisées, mais qui
pourtant puissent produire une sédation marquée.

Quand les accidens dysentériques sont aussi
cruels, quand ils durent avec opiniâtreté et qu'ils
énervent, force est d'employer les frictions et les
topiques stimulans, malgré les inconvéniens de
leur application prématurée.

Il est certain que l'opium réussit mieux quand
on ne le donne pas dès le début; mais, soit que
la maladie se prolonge, soit qu'elle épuise profondément, il est le grand, le puissant remède : il
suspend l'hémorrhagie et l'exhalation morbide in-

7

testinale, mieux que tous les moyens, que les astringens surtout, si souvent funestes et qui n'ont de succès que par lui.

Dans ces énormes flux diarrhéiques des vieillards ou des malades qui survivent à la dysenterie, l'opium à la dose de six à huit grains dans les 24 heures, est très-spécialement indiqué.

Il l'est aussi dans les dévoiemens qui atteignent des sujets amaigris par des maladies antérieures gastriques ou autres, et qui s'accompagnent de lipothymies à chaque évacuation.

Demi grain d'ipécacuanha uni à un quart de grain d'opium, et donné toutes les trois ou quatre heures, arrête souvent des flux dysentériques graves qui ont lieu à l'insçu du malade et qui l'abattent.

On a quelquefois donné les sels neutres, la crème de tartre, la manne, le catholicum, les loochs blancs, avec l'huile d'amandes douces et de ricin, dans des diarrhées ou des dysenteries violentes, pour modifier l'état morbide du canal intestinal; mais cette méthode que des symptômes d'embarras bilieux peuvent permettre, appliquée à faux, serait pernicieuse; et le diagnostic est ici fréquemment occasion d'erreur.

Les soins pendant la convalescence doivent être comme après les maladies les plus aiguës; seulement on peut la favoriser par le vin et l'extrait de quinquina, le chocolat et autres toniques peu diffusibles, qui, sans offenser tous les systèmes, excitent doucement et utilement les voies digesti-

ves supérieures, se consomment dans elles et ne
vont point ainsi raviver une phlegmasie qui s'é-
teint.

La colite intermittente ou rémittente guérit par
le quinquina :

Sub-aiguë, tendant à la consomption mésenté-
rique, par les légers toniques, tels que la teinture
aqueuse de rhubarbe, de cachou, d'angélique,
d'angusture, de quinquina, l'eau de Vichy ou l'eau
gazeuse artificielle composée d'un demi scrupule
de carbonate de fer sur vingt onces d'eau, saturée
par cinq ou six fois son volume d'acide carbonique, l'eau coupée avec du vin de Bordeaux, la
décoction de salep avec le sirop de coings et l'eau
de canelle orgée, la décoction blanche : Associez
à ces moyens dont l'action se consomme dans les
premières voies, doublement salutaire comme
dérivative et comme favorisant l'hématose, associez-y les cataplasmes sur l'abdomen, les bains
de temps à autre, si les forces le permettent,
quelques sangsues à l'anus, des frictions sur les
membres et le long du rachis avec une flanelle
chaude et imprégnée de la vapeur de l'encens ou
de plantes aromatiques, mis en combustion sur
des charbons ardens ; fomentez aussi ces mêmes
parties soit avec de l'eau de cologne, de l'alcool
de mélisse, de l'eau de vie camphrée : appliquez
un vésicatoire sur l'abdomen ou sur l'extrémité
sacrée du rachis.

A la suite de violentes phlegmasies des colons,
guéries, ou, sans cette circonstance, on a vu leur

jeu péristaltique s'affaiblir tellement que les matières s'y accumulaient, et, s'y durcissant, simulaient une mésentérite étendue ; quelquefois une sensibilité sourde de tout l'abdomen s'y joignait comme s'il y avait inflammation chronique du péritoine. Les purgatifs, en vidant les colons, facilitent le rétablissement de leur contractilité et guérissent avec promptitude une maladie qui paraissait grave.

DU CHOLÉRA.

Le choléra sporadique est une inflammation plus ou moins violente de toute la muqueuse digestive : les sudorifiques légers, l'infusion de thé, de mélisse, de fleurs de violettes, de sommités de bourrache, avec quelques gros de sirop diacode, ou quinze gouttes de laudanum liquide suffisent à le guérir, quand il ne diffère du simple rhume intestinal que par l'étendue, et qu'il provient, soit d'un refroidissement, soit d'une indigestion.

S'il est plus intense, ces mêmes moyens, mais le laudanum à plus forte dose, secondés d'une saignée capillaire à l'épigastre et de fomentations émollientes suffisent encore.

A un haut degré de gravité, les frictions excitantes, les sinapismes, les bains, les saignées capillaires sans délai, phlébiques, quand la réaction commence, les cataplasmes sur l'abdomen, l'acétate de morphine ou l'extrait thébaïque à doses brisées, les quarts de lavement, fréquemment répétés, le petit-lait, l'eau de veau, de gomme ou de gramen, frappée de glace, la glace pilée elle-même, la méthode de M. Ranque sont à employer.

Les accidens nerveux se montrent quelquefois si intenses, les déjections par le haut et par le bas si rapprochées, la peau est si refroidie, la mort si imminente, qu'on doit, avant de penser aux émissions sanguines, rappeler la chaleur et ranimer la circulation par les topiques les plus excitans et s'en tenir à l'usage interne de l'opium, le combinant souvent avec l'éther sulfurique, avec les eaux distillées.

Tous les principes de traitement émis relativement à la gastro-entérite et à la colite deviennent ensuite applicables. Lorsque le choléra se résout en un flux intestinal involontaire, très-considérable et très-énervant, l'ipécacuanha et l'opium, unis, sont indiqués.

Le choléra revêt quelquefois des formes encore plus terribles, c'est le choléra épidémique, dû à des conditions d'atmosphère pestilentielles et tout-à-fait inconnues.

La prédisposition à cette maladie est presque toujours annihilée par un très-bon régime, mais régulier, par l'usage raisonné des stimulans, le repos au lit, les camisoles de flanelle, les frictions sèches, les pédiluves sinapisés, le vésicatoire, l'eau gazeuse, la limonade carbonique, la limonade cuite, les boissons chaudes et chargées d'un arôme léger, de riz et de salep coupées avec un quart d'infusion de menthe, le laudanum à la dose

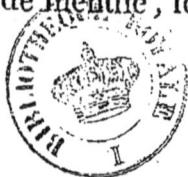

de deux ou trois gouttes par tasse de tisane, l'o-
pium gommeux, les sangsues à l'épigastre et à
l'anus, les ventouses, la saignée, les cataplasmes
arrosés de laudanum.

Déclaré, avec cyanose, avec froid algide, ré-
traction du globe oculaire, haleine et langue gla-
ciale, suppression des urines, pouls misérable,
n'étant plus qu'un simple mouvement de repta-
tion, ou ne battant même plus dans les radiales,
enveloppez le malade de couvertures de laine
très-chaudes, environnez-le de calorifères, tels que
des bouteilles de grès, remplies d'eau presque
bouillante, de fers chauds sur l'épigastre ou sur
la région du cœur, des sachets de cendre ou de son
chaud, une bassinoire passée sur la couverture,
frictionnez-le avec le liniment hongrois ou l'alcool
de cantharides, avec un mélange d'alcool et de
thérébentine, avec du vinaigre, avec de la teinture de quinquina et du laudanum mêlés à parties
égales; pratiquez l'urtication, couvrez le ventre
de cataplasmes brulans, saupoudrés de camphre
ou de moutarde, précédés de ventouses sèches,
administrez ensuite trente ou quarante grains d'i-
pécacuanha, ou deux grains d'émétique, en deux
ou trois doses, à demi heure d'intervalle.

Si cette méthode ranime un peu la vitalité défaillante, insistez et donnez de l'infusion béchique émétisée, de l'ipécacuanha, à doses brisées,
l'eau de Seltz, les sels neutres, deux gros, de
demi heure en demi heure, jusqu'à la dose de
deux ou trois onces.

Lorsque le malade n'est pas tout-à-fait aux abois, on a, même dans la période algide, employé avec succès la glace à l'intérieur, l'eau glacée en affusion, friction, et topique permanent sur tout le corps, l'épigastre notamment : pratique excellente en ce sens que, si elle est supportée, les organes internes se déchargent du calorique qui y est en excès par la tendance qu'a le calorique à s'équilibrer : l'eau froide à la dose de vingt à trente livres par jour pour toute médication a guéri des cholériques gravement atteints.

Le malade est-il au contraire moribond et si cruellement frappé qu'on n'ose recourir à aucune de ces méthodes, auxquelles on associe selon l'indication, l'opium sous ses diverses formes ? On tente alors les potions avec l'ammoniaque, le vin de Malaga éthéré, le vin chaud par cuillerées, le café, le punch léger, les décoctions de ratanhia, de bistorte, d'arnica, de salep, très-laudanisées, l'éther saturé de camphre, la décoction blanche, le diascordium ; mais ces moyens qui paraissent quelquefois indispensables, sont très-rarement utiles, moins rationnels que les précédens et à suspendre, dès que les mouvemens oscillatoires, dès que le jeu des capillaires se rétablissent.

Dans ce choléra algide, lorsque la réaction s'opère, laissez-la suivre son cours, s'il marche avec régularité ; modérez-la par la saignée et les délayans, si elle est trop vive, enrayez les congestions viscérales par des saignées capillaires et des topiques révulsifs.

Ce choléra laisse après lui, des phlegmasies du ventre ou de la tête auxquelles il faut opposer les méthodes thérapeutiques appropriées.

Le choléra pestilentiel a parfois des formes sthéniques qui demandent avant tout la saignée et les anti-phlogistiques ; puis, vient le tour des opiacés.

Dans la convalescence, les gelées de corne de cerf et d'orange, les gelées de perdrix et de volaille, le blanc manger, le poisson, les viandes tendres, et les moyens indiqués pour la convalescence des dysentériques, la font s'opérer avec plus de promptitude et se maintenir.

DES VERS INTESTINS.

Il est peu de maladies aiguës du ventre qui ne s'accompagnent de la présence des vers, surtout parmi les enfans, et dont la solution naturelle n'entraîne la mort et l'expulsion de ces entozoaires. Traiter ces maladies selon les règles d'usage est la seule chose capitale ; on peut tout au plus se permettre, à titre de spécifique, les huiles fraîches d'olives, d'amandes douces ou de ricin, si tant est que la muqueuse intestinale ne s'en offense pas.

L'ataxie dans l'enfant a souvent été regardée comme produite par les vers, tandis qu'elle se rattache d'ordinaire, à l'encéphalite, à l'hydrocéphale, ou qu'elle est symptomatique d'une affection du ventricule. Les vers ne sont ici qu'un objet purement secondaire et qui ne saurait influer beaucoup sur le traitement.

Lorsque les vers existent, indépendamment de toute affection viscérale, détruisez-les, si ce sont des strongles, par le calomel, la scammonée, la poudre cornachine, le jalap, la rhubarbe, l'huile de ricin, par les acides, l'eau à la glace, l'ail, la cévadille, la tanaisie; la racine de fougère, de valériane, la mousse de corse, l'éther, le pétrole, les huiles fixes essentielles et le sel ammoniac. Si l'enfant est cachectique, prévenez la formation d'un nouvel amas de lombrics par le sirop d'absynthe, les amers, les anti-scorbutiques, les ferrugineux, les frictions stimulantes; fortifiez la peau et l'intestin; tous les autres systèmes en acquéront de l'énergie, et la diathèse vermineuse s'effacera.

On se débarrasse des ascarides vermiculaires par des lavemens avec l'eau vinaigrée froide, de l'eau de savon, du lait, dans lequel on a fait bouillir de l'helmintocorton, du semen-contra, de la fougère, de la spigélie : Le camphre et les huiles volatiles dissous dans un jaune d'œuf, employés sous forme d'embrocation ou de suppositoire, réussissent aussi fort bien.

On a accordé à beaucoup de remèdes la vertu de déterminer l'expulsion du tœnia, les tirant tous au reste des anthelmintiques violens, des drastiques et des résines, les combinant diversement, et à des doses fortes et rapprochées. Les baumes de copahu, de thérébentine, l'huile de Dippel, la limaille d'étain, la rhue, la sabine, l'eau de mer,

le gaz acide carbonique, les sels neutres ont été
tour à tour vantés.

Le remède qui a un succès moins incertain est
l'écorce de racine de grenadier sauvage : le malade prendra le soir en se mettant au lit, deux
onces d'huile de ricin, et le lendemain matin, au
réveil, trois verres de décoction préparée avec
trois onces de cette écorce sur neuf verres d'eau
réduits au tiers, laissant demi heure d'intervalle
entre chaque verre. Si, vingt minutes après le
dernier, le tœnïa n'est pas évacué, on réitère la
même dose d'huile de ricin.

Recommencez, deux fois le mois, ce traitement
jusqu'au succès, lorsque la sortie des fragmens de
tœnia ne vous laisse pas de doute sur la présence
de ce vers.

DU CARREAU.

Le carreau ou engorgement froid, sub-aigu des
glandes du mésentère, sans complication d'irritation vasculaire sanguine, doit être traité comme
l'entéro-colite chronique. Des alimens substantiels
sous peu de volume et de facile digestion, le
lait coupé avec du chocolat, du salep, du cachou, le fer, les bouillons de poulet, de tortue,
les eaux Bonnes ou de Saint-Sauveur, celles
du Mont-d'or ou de Vichy, l'eau gazeuse, quelquefois un peu de calomel, des pilules savonneuses, l'extrait de saponaire, les frictions, l'exposition au soleil, l'exercice de la voiture ou du
cheval, sont les principaux agens de guérison :

surtout , pendant la nuit , couvrez l'abdomen d'un cataplasme arrosé largement de laudanum.

Si la défécation n'a lieu qu'avec peine , on la facilite par un mélange , à parties égales , de rhubarbe et de terre foliée de tartre.

Les enfans scrophuleux sont très-sujets à cette maladie: on leur administre encore l'iode en bain et en boisson , ainsi que d'autres médicamens réputés spécifiques, tels que les sirops de Bellet, de Majault et de Portal , tels que les sucs de cresson, de marrube, de chicorée , d'aunée , de scolopendre, de grande chélidoine, de chardon-bénit ; moyens qui souvent effarouchent les organes digestifs et qui, loin de reculer une terminaison fatale , la rendent plus prompte et plus inévitable.

DES MALADIES DU RECTUM.

Les tumeurs hémorrhoidales , douloureuses , guérissent par le repos, les bains de fauteuil, les douches de vapeurs émollientes ; très-tendues, par les scarifications, par les émissions sanguines locales, les cataplasmes de lin et de pavots, les onguents doux et opiacés.

Formant un bourrelet dur, incommode et susceptible de dégénération squirrheuse, on les excise ou on les fait tomber par la ligature.

Le prolapsus du rectum se dissipe sous l'influence des mêmes moyens et par le taxis : il exige quelquefois l'excision partielle de la muqueuse.

Le cancer du rectum, situé en dehors, doit être promptement attaqué par le fer, le feu, la pâte arsénicale, il faut le détruire : situé plus haut, extirpez-le encore. Hors de la portée de l'instrument, on doit en combattre les accidens, en retarder les progrès par les bains de fauteuil, par des injections anodines , par des lavemens répétés tous les jours pour rendre les matières stercorales plus faciles à évacuer et pour prévenir leur séjour sur la partie affectée. Le malade se nourrira avec du lait, des gelées, des purées, des viandes blanches et autres alimens qui laissent peu de résidu : on lui procurera du calme, du sommeil, par l'opium et les extraits narcotiques.

Détruisez sans trop attendre, toutes les végéta-tions de nature suspecte qui se forment autour de l'anus et qui ont survécu à des syphilis, à des traitemens mercuriels : peu importe leur cause première.

L'inflammation gonorrhéique du rectum ou son inflammation aiguë , non gonorrhéique , suite, l'une et l'autre, d'un commerce contre nature , doit être traitée par les délayans, les bains, les douches ascendantes , par des sangsues et des cataplasmes.

Lorsque cette inflammation est gonorrhéique, elle se complique souvent d'ulcères, de fissures ou d'excroissances qui nécessitent des frictions mercurielles ou des pilules avec le sublimé cor-rosif : il faut en même temps cautériser les fissu-res, les ulcères et exciser les végétations.

DE L'HÉPATITE, DE L'ICTÈRE.

L'hépatite aiguë guérit par les saignées, les sangsues sur l'hypochondre droit et à l'anus, par les cataplasmes, les bains, les demi-lavemens, le petit-lait, la limonade, l'eau de groseille, de poulet nitrée, le lait d'amandes, l'huile d'amandes douces, la décoction de gramen, de saponaire, de fraisier, par les apozèmes avec l'oseille, avec le pissenlit.

Les premières périodes de l'hépatite passées, on associe à ces moyens le calomel, les sels neutres, la crème de tartre, les tamarins, la casse, la manne, les myrobolans.

En excitant ainsi doucement les sécrétions muqueuses, on délivre le foie d'un reste d'inflammation.

Lorsque l'hépatite qui décroît tend à l'abcès, un vésicatoire ou de la poix de bourgogne stibiée sur l'hypochondre peuvent en prévenir la formation.

Dans l'hypothèse d'un abcès, on l'ouvre avec le bistouri, en se maintenant dans les limites de l'adhérence établie entre le foie et les parois abdominales.

Si l'abcès est hydatidique, on se sert du même procédé, puis, on en débarrasse l'intérieur, des hydatides qui l'occupaient, avec des injections d'orge miellé : ou bien, appliquez de la potasse caustique sur le point de l'hypochondre qui correspond à une saillie insolite du foie, plus tard,

fendez l'escarre et arrivez jusqu'au sac : déter-
minez enfin l'adhésion des parois de celui-ci par
des injections excitantes. Avant d'ouvrir le kiste
par l'une ou l'autre de ces méthodes, faites avec
un troicart très-effilé une ponction exploratrice.

L'hépatite entraine bien des fois la phlogose de
la vésicule du fiel et du pancréas ; son traitement n'en change pas. L'ictère l'accompagne si
souvent, qu'elle ne dépend pas d'autre cause
selon l'opinion la plus générale.

Quoiqu'il en soit, une diète végétale, les bains,
les délayans, l'hydromel, les diurétiques et les
apéritifs doux composent le traitement de la jaunisse. On donne le soir, demi-once ou une once
de sirop diacode, quand il faut calmer l'insomnie, l'agacement nerveux des malades.

Quelquefois on émétise et on purge avec succès
dans cette maladie, compliquée surtout de con-
crétions biliaires.

Les absorbans, les légers toniques, les eaux
de Vichy ou de Bath dissipent la langueur qui
persiste après l'ictère.

La jaunisse intense qui accompagne certaines
affections viscérales chroniques ne doit être traitée que par les remèdes propres à celles-ci.

Lorsque l'hépatite et l'ictère coexistent avec
une fièvre intermittente, le quinquina et l'opium
en lavement sont indiqués : On administre encore
le fébrifuge, selon la méthode ordinaire, sauf à
en affaiblir l'effet irritant, s'il se manifeste avec
trop de vivacité.

DE LA SPLÉNITE.

La splénite se montre, le plus souvent, avec la forme d'une fièvre intermittente :

Sur un malade pâle, travaillé depuis long-temps par les accès ; ipécacuanha ou tartre émétique, limonade, infusion de fleurs de camomille, quinquina :

Sur un homme robuste et récemment affecté ; saignée, sangsues à l'hypochondre gauche ou à l'anus, cataplasmes émolliens, petit-lait, tisane de gramen et de réglisse, quinquina en dernier lieu :

La splénite existant depuis long-temps, la rate étant très-dure, très-volumineuse et descendant jusqu'à la crête iliaque, poix de bourgogne stibiée, vésicatoires, et, en cas de résistance, large moxa.

Ces gonflemens chroniques étant occasionés par l'engagement de beaucoup de sucs, entretenez avec soin la suppuration des moxas, donnez de temps à autre de légers purgatifs, du calomélas, c'est là ce qui peut le mieux prévenir l'hydropisie.

Le quinquina, continué à petites doses, lorsque l'induration de la rate a succédé à une intermittente tierce ou quarte, finit quelquefois par la résoudre.

La splénite qui revet la forme d'une fièvre continue, offre des symptômes peu différens de ceux de la gastrite, avec teinte ictérique de la peau. Le traitement consiste alors en d'abondantes saignées et dans le régime anti-phlogistique le plus sévère.

La splénite peut se terminer par un abcès que l'on doit vider au dehors.

DE LA NÉPHRITE, DU DIABÈTE.

La néphrite guérit par les anti-phlogistiques;

La néphrite ou colique néphrétique s'accompagne quelquefois de douleurs si atroces qu'elles ne sont assoupies que par de larges doses d'opium, un gros de laudanum liquide de Sydenham : il faut même les dépasser ; on y associe les rubéfians, les révulsifs sans cantharides ; le malade passe plusieurs heures dans le bain, s'y abreuvant de tisane de graine de lin ou de psillion émulsionnée.

Lorsque cette première intensité de la colique néphrétique est amortie, on prescrit, et pour long-temps, dans la crainte d'une nouvelle attaque, les bouillons de poulet, le petit-lait, la limonade, l'eau de veau ou de réglisse, les cataplasmes et les bains.

Si cette maladie se lie à la gravelle, on conseille les pilules savonneuses, l'eau de chaux, alcaline gazeuse, la soude ou la potasse, la tisane d'uva-ursi, d'asperges, de chausse-trape, de pareira-brava et d'autres végétaux réputés jouir de quelque vertu spécifique : L'eau de Contrexville, les simples délayans et un régime ténu, bien réglé, sont préférables.

Les sels cathartiques, une fois les premiers

accidens calmés, dévient avec avantage la fluxion morbide.

L'hypothèse la plus vraisemblable sur la nature du diabète, rattache ce flux à l'irritation des reins, laquelle augmente leur activité aux dépens des autres organes secréteurs.

Le diabète paraît ordinairement à la suite d'une maladie chronique; quelquefois il atteint un individu assez bien portant.

Le traitement en varie selon ces circonstances.

Les saignées capillaires, les délayans, mais en petite quantité, la diète végétale, le lait, les bains domestiques ou de vapeurs, les frictions guérissent le diabète sthénique.

S'ils ne le font, le moment arrive pour le régime animal, composé exclusivement de viandes rôties et sèches qui ne donnent lieu qu'à une secrétion peu abondante d'urine et qui, pour être élaborées, déterminent dans l'intestin un appel considérable de fluides.

Ce traitement est aussi celui du diabète asthénique.

Joignez-y, selon l'indication, l'opium, les amers, les ferrugineux : entretenez la liberté du ventre avec du phosphate de soude.

DE LA PÉRITONITE.

Il faut dans la péritonite sur-aiguë, d'immenses et promptes déplétions sanguines, cent, deux cents sangsues sur l'abdomen, à l'anus, aux aînes, au pubis, quatre ou cinq heures de bain par

8

jour, des fomentations tièdes non interrompues,
des cinquièmes de lavement mucilagineux répétés
trois fois dans les 24 heures : que le malade
boive sans relâche de petites tasses d'eau de
veau, de groseille, de cerise, de gramen, de
gruau, de petit-lait, d'orangeade, de solution de
gomme émulsionnée.

Lorsque la sensibilité est exquise, cherchez à
l'atténuer, en étendant dans ces boissons, surtout
après les premières émissions sanguines, un peu
de sirop de pavot ou de morphine, en injectant
dans le rectum de faibles doses de laudanum,
en couvrant le ventre de fomentations anodines:
frictionnez aussi, à cette fin, la face interne des
membres avec un mélange d'huile de jusquiame
ou de laurier cerise et de douze grains de sulfate
de morphine.

Ne recourez pas à ces opiacés, quoique les
donnant avec circonspection, si l'anxiété générale
et les douleurs de ventre ne sont point extrêmes:
la résolution franche de la phlegmasie par les
seuls anti-phlogistiques est toujours à préférer.

Lorsque le ventre reste obstinément fermé, essayez, surtout s'il n'y a pas de vomituritions,
quelques onces d'huile d'amandes douces, mêlées
à demi once d'huile de ricin, l'une et l'autre très-
fraiche, acidulées avec un peu de suc de citron:
ou bien aiguisez les lavemens avec deux onces de
manne.

Insistez sur cette méthode pendant tout le premier septénaire et même au delà, si les forces le

comportent, s'il y a quelque espoir de réussir.

N'y associez pour révulsifs que des frictions et des cataplasmes émolliens très-chauds sur les membres, ou aiguisés avec une pincée de moutarde.

Plus tard, quand ces moyens échouent, vésicatoires aux cuisses et aux gras de jambe : les cautères aux aînes sont salutaires dans ces phlegmasies chroniques de la partie la plus déclive du péritoine, avec secrétion purulente, dont le produit se dépose dans le bassin, et qui succèdent spécialement aux métro-péritonites.

La péritonite puerpérale n'est autre que l'inflammation simultanée du péritoine et de l'utérus qui parait presque immédiatement après la délivrance : Cette grave maladie s'accompagne du traitement ordinaire, sauf les modifications que peuvent y apporter les hémorrhagies produites par l'accouchement, la suppression plus ou moins absolue des lochies : préférons seulement, dans ce cas, les infusions douces, tièdes, diaphorétiques aux autres tisanes.

On a proposé contre cette péritonite quelques remèdes perturbateurs, notamment l'ipécacuanha ; l'estomac n'est cependant que trop disposé à des vomissemens sympathiques lesquels aggravent le mal. L'ipécacuanha ne réussit que là, où des moyens moins dangereux eussent suffi. Dans les pays humides, brumeux, dont les habitans ne sont pas très-excitables, cette méthode aurait peut-être des avantages plus marqués.

Le calomélas , le tartre stibié en lavage , la poudre de Dower ont été recommandés ; celle-ci, passé la période le plus inflammatoire de la péritonite , peut ne pas nuire.

Enfin , on a frictionné tout le corps de la malade avec deux ou trois gros d'onguent mercuriel par heure , lorsqu'elle est défaillante et que l'on présage une mort très-prochaine : Cette méthode a , dans le nord , des succès qui frappent d'étonnement , elle est moins salutaire dans les contrées méridionales.

La péritonite sourde, obscure , partielle , avec défaut de réaction, avec teinte jaune du corps, avec vomissemens de matières bleues , vertes , doit être attaquée tout aussi énergiquement que la sur-aiguë : plus lente dans sa marche , elle n'en est pas moins cruelle ; la suppuration d'un point assez étendu du péritoine en résulte , si elle est traitée mollement.

Lorsque le malade ne meurt pas dans la période sur-aiguë de la péritonite , cette maladie devient chronique, surtout chez les femmes récemment accouchées , et se termine par le marasme et par l'hydropisie. Il n'y a de salut que dans la diète blanche , les boissons douces , gommeuses , les bains et les cataplasmes non interrompus : maintenez dans la chambre de la malade une chaleur toujours égale, usez sobrement des infusions de pavots, des sels de morphine, de l'extrait aqueux d'opium et persistez des mois entiers , dans ce genre de vie et de traitement.

DE L'ASCITE.

L'ascite inflammatoire, spontanée, indépendante de toute grave altération d'organe, guérit par les saignées, les bains et le régime anti-phlogistique.

Sub-aiguë, elle s'efface encore quelquefois, ainsi que la phlegmasie chronique du viscère dont elle dépend, par cette même méthode, mais affaiblie, mais mesurée sur les forces qui restent.

L'ascite qui répugne à ce système de traitement peut guérir par les vomitifs fréquemment répétés, par les sirops de nerprun, de fleurs de pêcher, de chicorée composé, les sels neutres, l'aloës la scammonée, la poudre cornachine, le jalap, la gomme-gutte, le calomélas, la gratiole, l'aza-ret, les pilules purgatives, l'eau de vie allemande, par l'acétate d'ammoniaque, l'acétate ou le nitrate de potasse, les eaux acidules gazeuses, les vins blancs secs, apéritifs, le petit-lait avec les pou-dres tempérantes, avec des cloportes, avec les baies d'alkekenge, avec le sirop des cinq racines, par le colchique, le genêt, la digitale pourprée en extrait, en teinture ou en décoction, le vin ou l'oxymel scillitique, la scille en tablettes, par ces deux derniers diurétiques associés, par l'écorce de racine de cabinça, par la poudre ou la teinture de cantharides, celle-ci portée progressivement d'un demi-scrupule à deux gros, par les sudorifiques, par les toniques.

Surveillez l'action vivement perturbatrice de ces divers remèdes ; s'ils épuisent en vain les forces et la sensibilité, s'ils engendrent des phlogoses gastro-intestinales, cessez-en brusquement l'usage.

Le petit-lait pur, l'eau de poulet, le lait de vache ou d'ânesse pour tout aliment et pour tout remède, un traitement muqueux et végétal, succédant à ces fortes impressions médicamenteuses, procurent quelquefois alors un succès inespéré.

L'ascite guérit encore par des mouchetures fréquemment renouvelées, par les vésicatoires, les bains de vapeurs, deux fois le jour, moyens que l'on combine au besoin, et dont on soutient les effets à l'aide de frictions huileuses, scillitiques ou autres sur le bas-ventre et le dedans des membres abdominaux.

Les bains spiritueux, d'eaux thermales, d'eau froide, de sable ont produit des sueurs ou des perturbations salutaires.

La ponction devient enfin une ressource, très-souvent palliative, dans quelques cas décisive.

On la pratique du côté gauche entre l'ombilic et l'épine antérieure et supérieure de l'iléon ; puis, on recommence les bains et les topiques émolliens, si la langue est rouge, le pouls fréquent, l'abdomen sensible.

Dans l'état contraire on applique un bandage compressif : ce simple moyen a dispensé quelquefois de la paracenthèse.

On a injecté des gaz, des vapeurs ou des liquides irritans, dans l'abdomen, après la sortie des eaux ; méthode dangereuse qui ne saurait s'appliquer qu'à l'ascite la plus froide.

Obligés de réitérer souvent la ponction dans les ascites opiniâtres avec tumeurs dures du mésentère, bornons-nous alors à un régime doux, aqueux, tempérant, par lequel la rapidité des épanchemens et la dégradation des organes compromis seront ralenties.

L'ascite enkistée n'est de guérison difficile qu'à cause de l'obscurité qui pèse sur sa nature : lorsque l'on ne peut en douter, et ceci s'applique encore à l'épanchement qui s'effectue entre le péritoine et les parois de l'abdomen, il faut déterminer par des injections stimulantes l'inflammation adhésive du sac et prévenir ainsi une nouvelle exhalation de liquide.

Agissez de même dans l'ascite hydatidique, qui d'ordinaire se trouve aussi enkistée; ouvrez largement le kiste.

DE L'INFLAMMATION ET DE L'HÉMORRHAGIE UTÉRINE.

Dans la métrite aiguë, comme dans les grandes inflammations viscérales, les saignées phlébiques et capillaires sont la base du traitement, associées aux tisanes mucilagineuses et aux topiques humectans : s'il faut recourir à l'opium, que ce soit en clystère, son action sédative se fesant par là plus près de l'organe affecté.

La métrite puerpérale doit être traitée ainsi que la péritonite de même nom :

Chronique, et avec écoulement jaune, quelquefois mêlé de sang, par les embrocations laudanisées, les cataplasmes, les sangsues portées à plusieurs reprises dans l'intérieur du vagin, sur le col de la matrice, les bains de siége et dans une décoction de son, de pavot, de pariétaire, de morelle, les douches ascendantes, les injections avec l'infusion légère de safran, la décoction de racines de guimauve opiacée, avec l'eau de Goulard, les cautères aux lombes et aux aînes, le repos absolu au lit, l'abstinence du coït.

On nourrit la malade avec du lait, des œufs frais, des viandes blanches, des herbages ou fruits cuits, des crêmes végétales; on lui fait prendre du petit-lait, de la décoction d'orge, de l'eau de gomme, au besoin des doses légères d'extrait thébaïque.

La matrice devient-elle cancéreuse ou tuberculeuse? entretenez au dehors de nombreux et profonds égouts, calmez des douleurs souvent atroces par de fortes doses d'opium, par les extraits de jusquiame, de cigue, de cynoglosse, qu'on se voit forcé de porter progressivement à une ou deux dragmes par jour.

Lorsque le col de l'utérus est seul atteint de cette dégénération, on doit le retrancher. L'ablation totale de cet organe est incomparablement plus dangereuse, un succès récent ne saurait absoudre le médecin qui la pratiquerait.

La perte utérine, inflammatoire, par pléthore générale, exige le repos absolu au lit et la position horizontale, des ventouses sur les seins, de larges saignées, de la tisane émulsionnée, du petit-lait, de l'eau de veau ou de poulet.

Si ces moyens ne suffisent pas, fomentations froides, avec l'oxycrat, avec de la glace pilée, injections de même liquide dans le vagin, les poussant dans l'intérieur de l'utérus pour le débarrasser des caillots qui entretiennent l'hémorrhagie, pour agir sur son propre tissu et en resserrer les capillaires béans; tamponnez au besoin tout le vagin avec de la charpie ou de l'étoupe, et donnez pour boisson de la limonade aigre, frappée de glace.

Ces astringens locaux ne sont pas seulement indiqués dans l'hémorrhagie foudroyante, mais encore dans ce suintement presque continuel qui appauvrit des malades déjà très-épuisées et cachectiques.

Des emplâtres adhésifs aux lombes et sur l'hypogastre, des vésicatoires aux cuisses, des alimens très-substantiels sous un petit volume, la tisane de cachou ou de tormentille, la conserve de roses, l'extrait de quinquina, celui de ratanhia, les pilules d'alun, d'Helvétius, le fer, l'eau de luce ou de rabel, l'éther sulfurique, offrent le moyen d'arrêter solidement ces hémorrhagies presque passives.

Les pertes utérines qui surviennent pendant la grossesse doivent être traitées d'après les mêmes principes: ainsi, celles des femmes pléthoriques par la saignée, les délayans, le repos;

Celles des femmes maigres, nerveuses, faibles, par l'extrait de ratanhia, les potions astringentes, l'eau coupée avec du vin de Bordeaux, la qui-

nine, le bouillon de bœuf et de tortues, la poix
aux lombes.

Appliquez aux pertes utérines qui font présager
une lésion de structure de l'utérus ou de son col
le traitement indiqué pour la métrite chronique,
insistant toutefois davantage sur de petites saignées
générales et surtout sur les saignées locales :

Dans les hémorrhagies actives, mais affaiblies
par les anti-phlogistiques, dans les pertes utérines
par défaut de ton et par habitude de fluxion,
l'ipécacuanha à petites doses et répétées, la teinture aqueuse de rhubarbe, les sels neutres et les
pilules à base d'aloës ont quelquefois produit une
déviation des plus utiles.

La perte utérine intermittente guérit par le
quinquina, et par la ligature d'un polype, lorsqu'elle en dépend.

DE L'INFLAMMATION ET DE L'HYDROPISIE DE L'OVAIRE.

La saignée et de nombreuses applications de
sangsues sur la région iliaque et à la vulve, à peu
d'intervalle les unes des autres, des cataplasmes,
des demi bains, des quarts de lavement émolliens
et narcotiques, des tisanes rafraîchissantes, plus
tard, un vésicatoire ou un cautère à l'aîne, tels
sont les moyens qui peuvent résoudre l'ovarite et
en prévenir les suites.

Si l'ovaire tombe en suppuration, s'il adhère
aux parois de l'abdomen et offre une fluctuation
manifeste, plongez au centre de la tumeur un

troicart, sur la cannelure duquel vous dirigerez le bistouri, et ouvrez hardiment.

Lorsque l'hydropisie de l'ovaire est reconnue et que cet organe a conservé sa mobilité, recourez à la ponction, ou bien pénétrant dans l'abdomen par la ligne blanche, au dessous de l'ombilic, fendez le kiste et provoquez l'adhésion de ses parois.

Des tumeurs volumineuses de l'ovaire, présumées dépendre d'une hydropisie enkistée avec ou sans acéphalocystes, se sont fondues à l'aide de bains chauds qui tenaient en dissolution cinq livres d'hydro-chlorate de soude, pris par jour alternatifs et d'une heure de durée.

On pourrait extirper l'ovaire carcinomateux; si on ne le fait, c'est que le diagnostic en est obscur et que la matrice participe d'ailleurs à cette dégénération.

DE LA LEUCORRHÉE, DE L'AMÉNORRHÉE.

La muqueuse du vagin participe quelquefois à l'inflammation du col ou de la surface interne de l'utérus et donne lieu à des flueurs blanches très-abondantes.

On emploie les bains, les saignées locales, les lotions et les injections émollientes, un régime doux et les sels neutres, lorsque les malades sont robustes et que ces flueurs blanches sont accompagnées d'un appareil inflammatoire.

Lorsqu'elles existent depuis long-temps et que les femmes sont très-pâles, très-amaigries, chlorotiques, défaillantes à la moindre fatigue, il faut remonter le ton général de l'économie par l'usage progressif et bien conduit des balsamiques, des amers, du quinquina, de l'absynthe, de la serpentaire de virginie, de la poudre de Portland, du safran, du vin, des gelées de viande, de lichen, des crêmes végétales au bouillon de bœuf, du chocolat, du salep, du racahout, des bouillons de tortue ou de vipères, du sous-carbonate ou de l'hydriodate de fer : en même temps douches sulfureuses ou aromatiques ascendantes, injections avec l'eau végéto-minérale, la décoction de balaustes, de tormentille, de quinquina, une solution légère de nitrate d'argent ou de potasse caustique, frictions ou rubéfians sur les lombes, vésicatoires aux cuisses, bains avec l'iode ou avec l'hydriodate de fer, bains et boissons d'eaux minérales ferrugineuses.

Lorsque les flueurs blanches ont été précédées de gonorrhées nombreuses et autres graves symptômes de syphilis, le mercure, s'il n'a pas encore été employé, réussit.

L'aménorrhée sthénique se dissipe sous l'influence des anti-phlogistiques.

L'aménorrhée par atonie, par vraie langueur, sans inflammation sub-aiguë de l'estomac ou de l'utérus, chlorose des auteurs, s'accommode de la plupart des remèdes qui guérissent les flueurs blanches. On a encore recommandé l'ipécacuanha, quelques emménagogues tels que le seigle ergoté et les pilules d'aloës ferrugineuses, les pilules de Fuller, le galvanisme, l'électricité, et l'opium quand des tranchées utérines font présager la réapparition des menstrues.

DE L'HÉMATURIE.

L'hématurie des jeunes-gens se traite par la saignée, les sangsues, les ventouses au périnée et à l'anus, par les bains entiers, les émulsions, le petit-lait, l'eau de veau ou de graines de lin :

Celle des adultes et des hommes âgés, mais pléthoriques, celle qui tient à des ruptures de vaisseaux variqueux, par le repos et les mêmes moyens, par les lavemens d'eau froide.

Les bains de vapeurs, les douches aromatiques, les vésicatoires volans, les frictions spiritueuses sur les lombes, succèdent ensuite avec avantage aux déplétions sanguines dans cette dernière espèce d'hématurie.

Dans toute hématurie, après que l'ébranlement hémorrhagique a été affaibli, la purgation avec les pilules de Belloste, l'huile de ricin, la tisane laxative de Vienne, dévie complétement l'exhalation sanguinolente qui se fesait.

Dans l'hématurie chronique, employez l'opium, le ratanhia et les eaux ferrugineuses.

DU CATARRHE DE LA VESSIE.

Dans le catarrhe vésical des adultes ou des vieillards vigoureux, les glaires qui altèrent l'urine sont le produit non du relâchement, d'une subinflammation de la membrane muqueuse, mais bien d'une vraie et vive phlegmasie : la saignée, les sangsues, les bains de plusieurs heures de durée, la tisane de poulet ou de gramen émulsionnée, les demi clystères émolliens, parfois légèrement laudanisés, les cataplasmes sur le périnée, le scrotum et l'hypogastre, le repos, la diète font cesser cette maladie.

Plus tard, et s'il le faut, on associe à ces moyens la purgation, la pommade stibiée sur les lombes, les vésicatoires avec l'euphorbe sur les cuisses :

Le catarrhe chronique se traite de la même manière, mais affaiblie, et lorsque la sub-inflammation touche à sa fin, on la fait se résoudre plus franchement et plus vîte par les eaux thermales, par le lait d'ânesse ou de chèvre coupé avec la décoction d'aristoloche, de quinquina, de salep, par une bonne alimentation et le vin de Bordeaux, par le séton à l'hypogastre ou au périnée.

Dans le catarrhe des vieillards qui est essentiellement froid, atonique, qui a plusieurs années d'existence, ces derniers remèdes, tous fortifians, et les baumes de tolu ou de thérébentine doivent seuls être mis en avant.

Ce catarrhe suscite parfois d'atroces douleurs qui nécessitent l'opium à haute dose, lequel, outre son effet sédatif, modère encore la secrétion muqueuse, si démesurée dans cette affection et si énervante.

L'exercice journalier à pied et en plein air, à cheval, ou en voiture, répartit uniformément le sang et les forces vitales et consolide la guérison des catarrhes vésicaux de l'homme de cabinet, quand ils ne sont pas entretenus par un calcul.

Le broiement ou l'extraction de la pierre sont l'unique moyen de guérir le flux catarrhal qui en dépend.

DE LA RÉTENTION D'URINE.

La rétention d'urine provient de plusieurs causes : due à une vive irritation de vessie, elle cède aux saignées phlébiques et capillaires répétées, aux bains, aux fomentations, aux lavemens, à la tisane de veau ou de chenevis nitrée et émulsionnée : née du spasme, à la suite d'une marche forcée ou d'une débauche et existant avec de cruelles douleurs, il faut d'assez larges doses d'opium, vingt, trente gouttes de laudanum en julep, autant en lavement.

Insister sur ces moyens, c'est presque toujours guérir : leur associer une légère perturbation par les huiles de ricin et d'amandes douces, par la crème de tartre ou le sulfate de magnésie, faire quelques frictions révulsives ou appliquer aux jambes des cataplasmes irritans, c'est mettre la vessie à l'abri d'une récrudescence inflammatoire ou d'une nouvelle névrose.

Quand la rétention d'urine tient à un rétrécissement récent de l'urêtre, on dilate ce canal avec des bougies, et cela suffit ; pour un obstacle dur, calleux, ancien, il faut la cautérisation.

La ponction de la vessie devient nécessaire,

lorsque la violence des douleurs en fait craindre la rupture, accident que la mort suit de près.

DE L'INCONTINENCE D'URINE.

L'incontinence d'urine dépend de la paralysie momentanée ou de la faiblesse originelle, constitutionnelle de la vessie.

Dans le premier cas, si elle a succédé à une chûte grave sur les reins ou sur la tête, si elle coexiste avec une fièvre cérébrale, on sonde fréquemment le malade et on attend la cessation de ce symptôme, du temps et des progrès de la phlegmasie vers la résolution.

Dans le second cas, comme aussi lorsque l'incontinence d'urine survit à une encéphalite, fumigations aromatiques, vapeurs d'ambre, de succin ou d'encens, frictions avec les teintures fortifiantes, notamment celle de cantharides, massage et urtication sur les reins, ceinture de flanelle doublée d'une fourrure, bains de rivière, vésicatoires volans et pommade d'Autenrieth aux aînes et aux cuisses, moxas aux lombes ; à l'intérieur, eaux thermales d'Ussat, de Bigorre ou de Saint-Sauveur, oxide de fer noir, électuaires balsamiques, vin, teinture et extrait de quinquina, de gentiane jaune ou de genièvre, bouillons échauffans, décoction blanche de Sydenham animée avec l'alcali volatil, extrait de noix vomique, et avant tout, teinture de cantharides, commençant par huit gouttes étendues dans une pinte de tisane de lin ou de guimauve, et arrivant progressivement à un ou

deux gros par jour: on donne aussi les cantharides pulvérisées, demi-grain d'abord, et on augmente ensuite tant que le malade n'en est point
incommodé.

DES MALADIES DES ORGANES GÉNITAUX.

Les inflammations non vénériennes du canal de
l'urètre et des organes génitaux de l'homme et de
la femme guérissent par la méthode anti-phlogistique, par les bains et les cataplasmes émolliens.

Si elles dépendent du phymosis, on fend le
prépuce sur le dos du gland, ou on en retranche
l'extrémité, comme dans la circoncision.

S'il y a paraphymosis, on applique des sangsues sur la verge, on tente la réduction du gland,
on le scarifie, on débride l'étranglement, en fen-
dant le bourrelet formé par le prépuce.

Les abcès, les furoncles du scrotum, du périnée, des nymphes ou des grandes lèvres doivent
être ouverts, même dans l'état de crudité, pour
prévenir des fistules urinaires ou vaginales.

Le cancer de la verge, des testicules ou du
vagin, l'hydrocèle demandent des procédés chirurgicaux dont il ne saurait être ici question.

Le prurit de la vulve, du pénil, du scrotum,
causé par des insectes, passe aisément avec des
lotions savonneuses et des onctions mercurielles :

Dartreux ou syphilitique, par des remèdes qui
seront bientôt examinés :

Sans cause appréciable, par les délayans, les
opiacés, les purgatifs, le carbonate de soude, le

9

baume de copahu, par les bains, les solutions de borax, les ablutions avec l'eau de chaux ou de Goulard, avec l'infusion de laurier commun, par les cataplasmes laudanisés, par une poudre composée de pierre calaminaire et d'amidon mêlés à parties égales.

Le priapisme, le satyriasis et la nymphomanie, vraies névroses des organes génitaux, se calment et guérissent par l'eau de nymphéa nitrée, par tous les genres de réfrigérans, par le camphre et les semences émulsives, par les déplétions sanguines, celles surtout qui sont abondantes et pratiquées au dessous de la région cérébelleuse.

Toute la prophylaxie de ces névroses et même le principal de leur traitement consiste dans une vie très-occupée.

Les pollutions nocturnes épuisent beaucoup de jeunes gens qui ne savent comment s'en garantir; les uns se couvrent peu, grelotent presque, dans la nuit, vivent de végétaux; d'autres, très-énervés, prennent du fer et du quinquina; et tous, fort infructueusement. Entourer, le soir, la verge dans l'état de flaccidité, d'un ruban que l'on gance et qui devient une cause de douleur et de réveil au moment de l'érection, que l'on dénoue alors, mais qu'on ne manque pas de resserrer dès que la turgescence sanguine du pénis a passé, est le moyen le plus simple et le plus sûr de prévenir l'émission séminale.

DE LA GONORRHÉE VÉNÉRIENNE.

La gonorrhée se traite par la saignée, les sangsues au périnée, les bains, les cataplasmes, les
fumigations émollientes, les tisanes de veau, de
lin et de chien-dent édulcorées avec le sirop d'orgeat, le lait, le petit-lait, la diète végétale, le
repos.

Lorsque l'écoulement et les douleurs en urinant
diminuent, on donne le baume de copahu sous
forme d'électuaire, de pilules, de potion, demi-
once ou même une once par jour, et on tarit ainsi
le flux, très-promptement.

Le poivre cubèbe produit le même effet, on en
prend trois fois le jour, deux dragmes dans une
tasse d'eau.

Les pilules de Belloste et autres purgatifs répétés complètent aussi la suppression de l'écoulement.

S'il résiste à ces moyens, laissez-le finir de lui-
même.

Lorsque pourtant il ne peut cesser, recourez
aux injections avec l'eau de Goulard, avec une
dissolution d'alun, de sulfate de zinc, de sulfate
de cuivre, ou de muriate sur-oxigené de mercure,
avec une teinture aqueuse d'opium, avec l'eau de
roses camphrée, aux fomentations avec l'eau à la
glace, aux bains de rivière, aux bains de mer,
aux douches de vapeurs aromatiques :

Aux frictions stimulantes sur les lombes, au
vésicatoire au périnée, à la face interne des cuisses.

A la cautérisation des glandes de Cooper , de la fosse naviculaire , des gonflemens prostatiques ou autres qui rétrécissent le canal, gênent le cours des urines et signalent une inflammation chronique et souvent ulcéreuse.

La gonorrhée guérie ainsi sans mercure ne reparait pas et d'ordinaire n'est suivie d'aucun autre symptôme. Pourtant , il est prudent de faire subir aux malades qui ont essuyé plusieurs gonorrhées , quinze ou dix-huit frictions mercurielles ou de leur faire prendre pendant quatre semaines, une cuillerée à bouche de liqueur de Van-Swiéten étendue dans une demi pinte de décoction de salsepareille , chargée de sirop de capillaire.

Cette méthode n'offre aucun risque , et met à l'abri des syphilis secondaires , qui ont paru , quelquefois, plusieurs années après la terminaison des gonorrhées , terminaison trop souvent incomplète.

Des gonorrhées qui avaient déjoué bien des traitemens ont cessé pendant l'emploi du mercure , qui triomphe ainsi du mal qui existe, ne se bornant pas à préserver de celui qui peut survenir.

La gonorrhée tombée dans les bourses occasione l'inflammation plus ou moins violente de l'un des testicules :

Le repos absolu au lit, les bains , les cataplasmes , la saignée , les sangsues, la tisane émulsionnée, la diète sont les moyens de guérison : sous leur influence , l'écoulement reparait et le testicule revient à son volume normal.

On a proposé dès le premier temps la glace, la boue des couteliers et autres répercussifs : Ils réussissent rarement, les émolliens valent mieux : leur action est plus lente, mais plus sûre.

On a proposé encore, pour rappeler l'écoulement, et révulser ainsi l'orchite, l'introduction et le maintien d'une sonde dans l'urètre, l'injection d'un liquide irritant, et même l'inoculation du pus gonorrhéique ; ces moyens ne font souvent qu'accroître l'inflammation du testicule.

DES CHANCRES, DE LA VÉROLE.

Les chancres non syphilitiques guérissent par des ablutions et autres moyens doux : syphilitiques, il faut :

Lorsqu'on les traite à l'instant de leur apparition, ouvrir la vésicule légère qui les recouvre, et les cautériser avec la pierre infernale ou avec le nitrate acide de mercure :

En agir de la sorte lorsqu'ils ont plusieurs jours d'existence :

Revenir fréquemment à la cautérisation, la pratiquer lors même qu'une inflammation y succède, pourvu qu'elle ne soit pas trop intense ; car cette inflammation qui détruit le virus et change la disposition maladive de la partie ulcérée, s'amortit ensuite bientôt.

Ainsi donc, brulons les chancres jusqu'à ce qu'ils ne s'étendent plus en profondeur, jusqu'à ce que leur fond cesse d'être grisâtre, baveux et déprimé. Que le malade modère en même temps

l'excitabilité de la verge ou de la vulve par la saignée, s'il est vigoureux, par des bains, des douches de vapeurs, des cataplasmes, qu'il boive
beaucoup, se tienne au lit, à la diète et le ventre
libre à l'aide de lavemens. Ces soins suffisent souvent à la guérison. Si les chancres sont nombreux, profonds, rebelles et contractés auprès
d'une fille très-gâtée, appelez en outre à votre
secours les frictions mercurielles d'un demi gros
ou d'un gros, les pratiquant à la face interne des
membres inférieurs par jours alternatifs, pendant
cinq ou six quarts d'heure chaque fois ; d'abord à
la jambe, puis à la cuisse, ensuite du côté opposé
et recommençant ainsi jusqu'à guérison. On suspend ces frictions si elles agacent trop vivement
les gencives et les glandes salivaires ; on les rap-
proche dans le cas contraire et on consomme cinq
ou six onces d'onguent. Prescrivez aussi la décoction d'une once de squine et d'une once de
salsepareille, dans deux pintes d'eau qu'on fait
réduire à une.

Ce traitement administré avec prudence, conduit, sans accidens aucuns, le malade à une guérison plus sûre que par les anti-phlogistiques seuls
ou réunis à la méthode altérante et purgative
d'usage en Angleterre.

Son efficacité ne se dément point, quand les
chancres sont compliqués de bubons : arrêtez
ceux-ci dès qu'ils paraissent, par l'application
soutenue de la glace pilée qui quelquefois les fait
avorter, par les fortes saignées capillaires, qui »

secondées des cataplasmes, déterminent leur résolution, même avec du pus déjà formé.

Si le mouvement inflammatoire qui s'est emparé
des bubons est trop intense, il faut le modérer
par les topiques anti-phlogistiques, puis, la col-
lection étant bien prononcée, ouvrir largement
l'abcès, le maintenir ouvert, le cautériser souvent,
et persister dans l'application des cataplasmes. La
résolution des engorgemens, qui subsistent malgré la fonte en beaucoup de pus, d'une grande
partie du bubon, en marche plus vîte.

S'il y survient des trajets fistuleux, fendez-les
dans toute leur étendue :

Couvrez le bubon qui guérit d'un gateau de
charpie ou d'un simple emplâtre de diachylon
gommé, surmonté de compresses graduées pour
opérer le recollement de ses bords.

A cette époque, le malade étant souvent très-
amaigri par la diète, les remèdes, par les chancres, les douleurs, se nourrira avec de la viande
de boucherie, ou de basse-cour rôtie, des pota-
ges de sagou et autres fécules au bouillon, il
boira du vin de Bordeaux.

La gelée de lichen, de coings, la tisane de
camomille sucrée, la décoction de quinquina hâ-
teront la restauration de ses forces.

Il y a des bubons volumineux et très-indolens :
On les avive par des frictions avec la pommade
iodurée, par des emplâtres de Vigo, de ciguë,
par des ventouses sèches : on les frictionne
aussi avec l'onguent mercuriel : Ces moyens les

font se résoudre ou se convertir en kiste purulent.

Les parties génitales sont encore sujettes à bien d'autres maladies qui affectent aussi l'anus : ce sont des végétations mollasses, saignantes, à base large, ou à pédoncule, de formes très-variées, ce sont des fissures, des dartres vénériennes. Lorsqu'il y a beaucoup d'irritation, on emploie avec succès les anti-phlogistiques et les topiques émolliens; ils suffisent quelquefois : le plus souvent pourtant, surtout lorsqu'on a omis le traitement mercuriel, il faut y recourir.

Au demeurant, on emporte toutes ces productions avec des ciseaux plats, ou avec la ligature; on cautérise immédiatement et toutes les fois que ces végétations commencent à repulluler.

La cautérisation cicatrise aussi les fissures.

Ces symptômes d'infection syphilitique, d'ordinaire consécutifs, sont souvent accompagnés d'ulcères au voile du palais, sur les côtés ou sur le fond de la langue, de taches arrondies, d'abord rouges, ensuite cuivreuses, sur toute la peau, d'énormes pustules sur le cuir chevelu, de suintemens ichoreux derrière les oreilles, d'amaurose; il faut alors, de toute nécessité, le mercure.

S'il y a de plus insomnie, amaigrissement, douleurs ostéocopes, exostoses, combinez-le avec l'opium ou avec l'extrait d'aconit, de jusquiame.

Les frictions d'onguent mercuriel conviennent peu dans cette syphilis invétérée: On y a quelquefois administré avec succès, des bains entiers avec deux gros de sublimé corrosif en dissolution et progressivement avec deux onces :

Des bains de vapeurs à 48 ou 50 degrés du thermomètre de Réaumur, préparés par la combustion du cinabre :

Des frictions à la plante des pieds, avec la pommade de Cirillo :

En dedans des joues et sur la langue, avec le mercure doux, avec le muriate d'or et de soude :

L'usage interne du mercure prévaut cependant dans ce cas :

L'hydro-chlorate de mercure, sous toutes les formes, dans les sirops de Belet, de Cuisinier, dans le roob, dans la décoction concentrée de salsepareille, la tisane de Feltz, les pilules de Sédillot, les dragées de Vaumes, de Keyser, le mercure gommeux de Plenck, le prussiate, l'iodure et presque tous les sels de mercure comptent des guérisons difficiles.

Quelques-uns des symptômes vénériens constitutionnels persistent opiniâtrement, malgré cette médication. Il ne faut point alors la pousser hors de mesure, mais se borner à des topiques émolliens, opiacés, à des lotions sulfureuses, narcotiques, à des bains gélatineux, à la rescision des condylômes, des choux-fleurs que d'autres fois on laisse se flétrir d'eux-mêmes et que l'on abandonne au temps.

Gardez-vous surtout du mercure, quand le corps en a été précédemment saturé, quand ce médicament manifeste son action par des signes non équivoques.

Les syphilis les plus anciennes, les plus invé-
térées, et contre lesquelles ont échoué toutes
sortes de traitemens, s'effacent quelquefois ensuite
par les eaux de Gréoulx ou des Pyrénées, par la
diète blanche, l'équitation, les voyages, le séjour
en pleine campagne, et dans un pays montueux
où les malades méneront une vie active, mange-
ront davantage et digéreront bien.

Le seul usage mais persévérant des bois sudorifiques guérit encore la syphilis secondaire, et,
parmi eux, la simple décoction de salsepareille à
la méthode de Ste-Marie qui consiste à faire boire,
tous les jours, le matin à jeun, seize verres tièdes
d'une décoction préparée avec quatre onces de
salsepareille fendue menu, et cuite dans six pintes d'eau jusqu'à réduction à quatre, ajoutant sur
la fin demi-once de racine de réglisse écrasée.

Ces divers accidens s'accompagnent parfois
d'un marasme vénérien, que des toniques intem-
pestifs accroissent encore : nourrissez ces malades
avec des alimens qui n'exigent pas une coopéra-
tion active de l'estomac : qu'ils prennent par exemple, de trois en trois heures, six onces de lait
fraichement tiré, froid, naturel, et qu'ils l'alternent avec quatre onces de consommé de bœuf et
de mouton fait à la boule.

Le traitement de la vérole chez les femmes enceintes doit avoir lieu d'après les mêmes principes ; seulement que l'on surveille, avec encore plus
d'attention, les accidens locaux, faisant tous les
jours, se baigner, la malade, pour que l'enfant

au moins, n'aie pas à traverser des parties, toutes malades.

La nourrice doit subir le même traitement, si
l'enfant est né d'elle ou a été infecté par elle ; il
trouvera dans son lait le remède.

Les enfans, même ceux à la mamelle, supportent très-bien le mercure ; le tout est de le propor-
tionner à leur âge, à leur santé, à leur constitution. Ils naissent souvent avec des pustules rouges
aux fesses, au périnée, aux cuisses, au scrotum,
avec un flux palpébral concomitant ; que leur
mère soit leur nourrice et qu'elle prenne au plus
vîte du mercure. Là il le faut absolument.

La syphilis ne se borne pas à altérer la structure des organes génitaux, elle dégrade aussi le
système cutané, comme beaucoup d'autres vices
humoraux, dont le traitement est souvent assez
difficile.

DES DARTRES.

Les dartres, par leur fréquence, leur cruelle
opiniâtreté et leurs récidives, tiennent le premier
rang parmi les dermatoses.

On en a distingué de plusieurs espèces, mais
ceci importe peu à la pratique ; le traitement devant se mesurer sur leur intensité, sur leur action
plus ou moins destructive de la peau.

Les dartres qui consistent en de simples plaques jaunes, larges, peu élevées, (éphélides) guérissent par une saignée, par des bains, du petit
lait nitré, de la tisane de gramen ou de poulet

chargée de sirop d'orgeat , par une nourriture végétale.

Ce traitement et ses analogues conviennent aux dartres plus intenses , avec desquamation de l'épiderme , avec teinte obscure de la peau.

En le poussant avec vigueur, en y insistant des mois entiers , en restant , chaque jour, plusieurs heures dans le bain, en appliquant des sangsues ou des cataplasmes bien doux sur la partie affectée, en buvant une grande quantité de tisane, en se mettant à la diète blanche , on se débarrasse quelquefois , mieux qu'avec des traitemens plus compliqués, d'affections dartreuses bien rebelles , et que ceux-ci ne fesaient qu'effaroucher.

Cette méthode cependant ne suffit pas toujours.

Lorsque les voies digestives s'en accommodent, les décoctions concentrées de trefle d'eau , de pensée sauvage , de houblon, de fumeterre , de scabieuse, de douce - amère , de bardane , de patience, de petite-centaurée , d'écorce d'orme pyramidal , ont excité un accroissement visible de la dartre , mais aussi peu après , contribué puissamment à son entière disparition.

L'iode, le mercure et surtout le souffre à hautes doses , les eaux minérales naturelles et à leur défaut artificielles des Pyrénées, d'Aix la Chapelle , de Wiesbade , de Louesche , de Schinznach , ont secondé cette forte action.

Ces traitemens qu'il faut proscrire lorsque les organes digestifs sont phlogosés , guérissent très-bien leur simple langueur, ils augmentent l'appé-

tit ; ils accroissent l'énergie organique ; ils échauf-
fent la peau et les secrétions.

On en soutient au dehors l'action par des douches actives qui produisent sur les tégumens une
percussion salutaire, laquelle en modifie la com-
plexion ; par des bains avec les eaux sulfureuses
naturelles ou factices, avec de l'eau savonneuse ,
que l'on alterne avec des bains domestiques, sans
ou avec de la gélatine, si les premiers surexci-
tent trop. On emploie aussi les bains de vapeurs
émollientes que l'on fait suivre de bains de vapeurs
sulfureuses ou de douches de même qualité. Voilà
pour les éruptions dartreuses générales.

Quand les dartres n'occupent qu'un point très-
limité de la surface du corps, on dénature l'inflammation qu'elles provoquent et on la transforme
en une inflammation aiguë ordinaire par la cautérisation avec la pierre infernale, avec des pommades escarrotiques, par des lotions ioduro-sulfu-
reuses très-concentrées , par des onguents avec
des oxides de zinc et de plomb , le précipité
blanc , les sulfures de soude, de potasse et de
chaux, l'iode, l'ammoniaque , par du beurre d'antimoine affaibli, par des bains locaux très-chauds
animés avec de l'eau de vie de lavande, par la
pommade de Jadelot, par les vésicatoires.

Lorsque ces topiques occasionent trop d'irritation, les cataplasmes cuits dans une décoction
de guimauve opiacée, les applications de tranches
de carottes bien cuites la calment.

Tous ces agens, quoique très-actifs, souvent

ne suffisent point, il faut alors dériver sur le ventre ; les eaux salines, tous les sirops prétendus dépuratifs et qui ne doivent leurs vertus qu'aux substances purgatives qu'ils contiennent, répétés fréquemment, surtout dans la couperose et la mentagre, déterminent un flux diarrhéique qui emporte enfin l'exanthème dartreux.

Les cautères procurent quelquefois le même effet.

Lorsque la dartre atteint un individu qui a eu plusieurs fois la vérole, les frictions ou les pilules mercurielles et la décoction de salsepareille entraînent une guérison que le souffre, les bains, la purgation n'avaient pû déterminer.

La dartre des scrophuleux, des lymphatiques, exanthème des plus difficiles à guérir, demande, outre ces traitemens spéciaux, les crucifères, le quinquina, les bouillons échauffans et substantiels, l'éthiops martial.

DE LA TEIGNE.

Celle des enfans à la mamelle n'exige que des soins de propreté, il faut la modérer, mais non la supprimer : les progrès de l'âge en font raison.

Celle qui survient plus tard, peu intense, ne s'aggrave pas dès que l'on tient les cheveux coupés très-ras, qu'on oint les croutes, tous les soirs, avec de l'huile d'amandes douces, du cérat ou de l'axonge, qu'on les lave, tous les matins, avec de l'eau de mauve ou d'amidon tiède et savon-

neuse, avec de l'eau factice d'Enghien. Laissez
ces petits malades toujours tête nue.

La teigne qui est plus abondante exige outre
les mêmes soins, quelques sangsues derrière les
oreilles, des bains simples, gélatineux, amidon-
nés, des lotions émollientes, opiacées, des cataplasmes que l'on garde toute la nuit, ou des onctions avec le sain-doux, chargé des cendres de la
cynoglosse, de la belladone, de la jusquiame.
On prévient ainsi la formation de ces croûtes
épaisses, dures et sous lesquelles la peau s'ulcère
et le bulbe des cheveux se détruit. De l'ipécacuanha, du calomel, de temps à autre, quelques
verrées de tisane amère, les sirops de gentiane,
de méniante, de houblon, les sucs de pourpier
et de cresson, un vésicatoire au bras favorisent
cette médication topique.

La teigne porrigineuse ou faveuse, qui ne cesse
pas même pendant l'été, qui fait du cuir chevelu
une surface toute crouteuse et ulcérée, guérit
par la pommade des frères Mahon, composée de
chaux carbonatée, de bi-carbonate de soude, de
sous-carbonate de potasse; ou bien encore saupoudrez les cheveux bien démêlés et à leurs
racines, avec ces matières alkalines, ou avec les
poudres de manganèse, de charbon de terre,
de cinabre.

La pommade de goudron et de fleurs de zinc,
l'iodure de souffre ont eû des succès.

Enfin si cette teigne résiste à tous ces moyens,
appliquez la calotte, procédé cruel que l'on a

relégué, mais qui ne saurait l'être d'une manière absolue : car seul, il peut dénaturer l'irritation spécifique, dont la persistance jette l'adolescent dans le marasme et l'hypochondrie et en fait un objet de dégoût pour ses semblables.

Tout ce traitement se résout :

A modérer la fluxion qui s'empare du cuir chevelu,

A la dévier doucement en évacuant le superflu des humeurs,

A l'enlever tout-à-fait et brusquement en changeant le mode d'altération qui existe.

DE LA GALE.

Substituer à cette dermatose un autre mode d'irritation est encore le moyen le plus sûr de la guérir :

Les décoctions très-rapprochées de clématite, de dentelaire, de staphysaigre, de tabac, l'huile de cade, les oxides métalliques, les sels de mercure, de plomb, de zinc, le souffre, le savon, les bains sulfureux naturels ou factices, divers composés tels que l'onguent napolitain, la pommade d'Helmerich, la poudre de Pihorel, la lotion acide et sulfureuse d'Alibert, de Dupuytren, le chlorure de chaux font atteindre ce but.

Quelques bains tièdes, une ou deux pintes d'eau de Sedlitz purgative, pendant et surtout à la fin des frictions, une saignée avant de les commencer, lorsque le galeux est pléthorique, sans être de rigueur, assurent cependant le

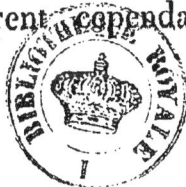

succès du traitement, et en facilitent la marche.

Les onctions avec l'huile d'olive guérissent aussi cette maladie.

DU PRURIGO.

Les bains tièdes préparés avec des espèces émollientes, avec de la gélatine, les bains de lait, les onctions avec l'huile d'amandes douces, avec la pommade de goudron, composent tout le traitement topique du prurigo.

Le vomitif et les évacuans, des tisanes apéritives et délayantes, un régime doux, aqueux, végétal pour les malades de la classe aisée, le camphre, le souffre, les toniques et des alimens substantiels pour les malades de la classe pauvre, tels sont les moyens qu'il faut employer.

DES SCROPHULES.

Ouvrez les dépots scrophuleux avec des trainées de potasse caustique qui détruiront cette peau livide, au loin décollée, sous laquelle s'établiraient des fistules et qui, toute baveuse, deviendrait un obstacle à la cicatrice.

Excitez souvent ces ulcères fongueux, sans vitalité, ou d'une sensibilité vicieuse, avec le nitrate d'argent, l'eau chlorurée, iodurée caustique, le vin chaud; pansez-les avec de la charpie sèche.

Amputez les membres dont les articulations sont gonflées, ramollies, tuberculeuses, avant que l'enfant soit tombé dans le dernier degré du marasme :

Si votre ministère est tardivement invoqué, amputez encore avec courage, malgré cette circonstance défavorable, malgré une petite fièvre de consomption; c'est la seule ressource.

La tumeur blanche qui commence peut être arrêtée par le repos absolu du membre malade, par des douches tièdes, simples ou sulfureuses, par des cataplasmes émolliens ou résolutifs, par des couches de coton recouvertes de laine et d'un taffetas gommé : La douce excitation de la peau qui recouvre l'articulation malade, déplace la fluxion, active l'absorption moléculaire, et la guérison s'ensuit, l'économie étant d'ailleurs modifiée par un traitement interne.

Les saignées locales sont quelquefois d'une grande efficacité.

Les remèdes qui conviennent aux scrophuleux sont toutes les eaux minérales, excitantes, sulfureuses, acidules, ferrugineuses, notamment celles de Forges, de Passy, de Spa, la bierre adoucie, les tisanes ou teintures avec les bois sudorifiques, avec les plantes amères, les sirops de Majault, de Portal, de Cuisinier, le quinquina, les crucifères, l'hydriodate de fer, l'eau de boule de Nancy, le vin chalybé, le souffre, le mercure, le muriate de baryte, l'iode.

Cette dernière substance, en bains et en boisson, selon la méthode de Lugol, réussit spécialement dans les écrouelles qui se développent après l'âge de puberté sous la forme de nombreux et énormes tubercules sous-cutanés.

La danse, l'équitation, les voyages, les bains
de mer et de rivière, les bains aromatiques, al-
coolisés, les frictions stimulantes, nervines, les
corsets de flanelle, une habitation exposée au
midi, dans des lieux secs et élevés, l'usage sage-
ment dirigé du bon vin, des viandes noires et
très - nutritives, non - seulement préviennent les
scrophules, mais encore les guérissent en changeant le tempérament de l'enfant.

DE LA VARIOLE.

La variole bénigne, discrète, s'évanouit toujours d'elle-même, par sa tendance naturelle à la
guérison, si on a le soin de prévenir par la saignée
les congestions cérébrales ou autres dont les malades robustes et sanguins peuvent être saisis.

Le traitement se compose du repos au lit ou
dans l'appartement, de boissons gommeuses,
pectorales, diaphorétiques, de quelques doux
parégoriques.

La variole confluente est précédée d'une fièvre
vive, d'une intumescence et d'une rougeur considérable de la figure, d'une toux gutturale très-
intense, du délire, de rêvasseries : Souvent l'éruption ne peut se faire ; les joues ressemblent alors
à une plaque de feu, d'autre fois elles sont livides,
la face, notamment dans sa partie inférieure,
est toute enraidie et déformée par le gonflement ;
la gêne circulatoire est telle que le pouls se rapetisse, il s'y joint une angoisse de poitrine.

Le malade doit boire à doses petites, mais très-rapprochées, du petit-lait alterné avec l'infusion béchique; on lui appliquera aux jambes et aux cuisses des cataplasmes très-chauds aiguisés quelquefois avec un peu d'eau de vie, au besoin avec un peu de moutarde : il faut aussi lui faire passer quelques lavemens, et multiplier de la sorte les points d'une douce révulsion.

La saignée est dans ce moment le grand remède : pratiquez-la au pied de préférence, réitérez-la une ou deux fois si l'indication en est pressante, bornez-vous à des sangsues aux malléoles, lorsque le malade est jeune ou chétif; la tête se débarrasse et la jetée variolique se fait enfin : toutefois, n'abusez pas des émissions sanguines, vous rappelant que cette gravité des premiers symptômes, annonce une variole qui sera très-confluente, de longue durée et terrible; que la saignée ne saurait diminuer l'éruption, que seulement elle la facilite, en calme les angoisses, et prévient des congestions qui pourraient devenir mortelles. Il importe donc de ne pas trop énerver dès le début un varioleux destiné à parcourir toutes les périodes d'une maladie qui souvent fait périr par le seul épuisement qu'elle a produit, alors que les pustules se dessèchent, que la suppuration est terminée, que l'espoir de la guérison apparaît.

Les sangsues que l'on applique au dessous de la machoire, ne dégorgent pas la face; loin de là; l'irritation qu'elles provoquent sur la peau augmente souvent l'engorgement.

Lorsque l'éruption ne peut absolumentse faire ,
des bains tièdes la secondent ainsi que des sangsues à l'épigastre, lesquelles abattent la gastro-
duodénite, obstacle souvent très-réel à la sortie
des boutons.

La méthode ectroptique n'est point ici applicable : Que pourrait-elle contre une pareille turgescence, comment cautériser des pustules qui ne
paraissent point encore ? Comment cautériser
d'ailleurs toute la figure? Le danger et l'effort des
varioles confluentes est , au début, dans cette
fluxion à la tête; il ne s'agit que de la tempérer,
de la dévier; la cautérisation n'y peut rien.

A quoi donc sert-elle? à prévenir des cicatrices;
mais les varioles discrètes n'en laissent pas ou
n'en laissent que de peu profondes; et elle est
inapplicable, on le voit, dans les confluentes.

Cependant, pour préserver de l'ophthalmie avec
tendance au ramollissement de la cornée, qui provient de l'extrème affluence de l'éruption sur le
bord des paupières, cautérisons-en les pustules ,
prenant garde toutefois que l'action du nitrate
d'argent ne s'étende jusqu'au globe de l'œil.

L'ardeur de la peau devient dans quelques cas
si grande qu'il faut la tempérer par des ablutions
d'eau fraiche.

L'éruption terminée, abreuvez le malade avec
des tisanes douces , délayantes , nitrées ; calmez
l'insomnie avec de faibles doses de laudanum liquide, de sirop diacode , avec l'infusion de fleurs
de coquelicot et de pavots ; lâchez quelquefois le

ventre par des lavemens émolliens, par quelques
onces d'huile d'amandes douces; entretenez sur
les membres inférieurs des courants d'humeurs
révulsifs par des cataplasmes qui détendront en
outre la peau naturellement plus rigide de ces
parties, et y feront surgir des pustules.

Dès la période de suppuration, rendez les boissons plus nourrissantes, ajoutez-y du lait, per-
mettez du bouillon, de la purée, de la gelée, le
malade a subi une rude épreuve, il s'énerve
même encore profondément, ses forces sont à la
veille de défaillir.

A cette époque, ou plus tard, lorsque la des-
quammation commence, l'estomac souvent fonc-
tionne mal, les simples tisanes pèsent et sont di-
gérées avec peine; de l'ipécacuanha, un purgatif
modéré, de la manne et de la rhubarbe, par
exemple, nettoient le tube intestinal et en ravivent
le ton. Cette méthode ne saurait entraver la marche de la suppuration, le mouvement est trop
fortement établi.

Quand les boutons se flétrissent, quand l'épiderme devient bleuâtre et se détache, c'est que
les forces manquent, que la vie, que la sensibilité
nerveuse est épuisée, qu'une mortification presque générale est imminente; il faut alors de la
bière, de la décoction de quinquina, des juleps
spiritueux, des toniques, des vésicatoires, malgré leur fréquent insuccès.

Le seul moyen d'éviter cet insuccès, c'est de
prévoir à la marche des symptômes, à l'immensité

de l'éruption, au calcul exact de la force de l'individu et de l'échec que lui occasionera la maladie et la réaction, de prévoir que cette chute
radicale des forces arrivera infailliblement. Alors
on accoutume peu-à-peu le tube intestinal à l'impression des stimulans, ils sont mieux reçus, ils
corroborent à l'avance, ils seront ainsi supportés
au besoin, à des doses plus fortes. L'eau coupée
avec du sucre et du vin de Bordeaux et la gelée
de viandes aromatisée sont les premiers excitans
nutritifs à employer.

Malgré la grande faiblesse du malade, les bains
sont avantageux plus encore qu'au début des varioles violentes, (où ils ont été indiqués pour faciliter l'éruption,) si les croûtes forment une seule
et dure enveloppe qui retient des matières puru-
lentes dont l'absorption tend à ruiner plus vite les
forces et à contrarier les bons effets du traitement.

Que le bain soit pris au pied du lit, dans un
appartement assez échauffé, que le malade soit
placé ensuite dans des draps bien propres et que
les croutes soient ointes d'huile d'amandes douces
et de cérat laudanisé.

Le marasme qui succède à ces cruelles varioles
se dissipe ensuite progressivement par l'usage des
bains, du lait d'ânesse, des gelées pectorales, de
doux toniques, d'une alimentation habilement
dirigée.

La gangrène ou les dépots vastes qui s'empa-
rent d'un membre sont presque toujours mortels :
frayez au pus et sans retard une issue facile par de

nombreuses ouvertures, favorisez la chute de l'escarrhe, par des pansemens fréquens, pratiqués
avec douceur et avec soin, par des poudres toniques, balsamiques, par l'eau chlorurée.

Faites des onctions et des injections émollientes
entre l'œil et les paupières, dans les narines et
vers la commissure des lèvres, afin d'en prévenir
l'adhésion, lorsque ces parties sont vivement en-
flammées par des boutons de variole.

Entretenez des vésicatoires sur le thorax, s'il
survit à la variole de la toux et un crachement de
sang.

L'hématurie est toujours de fàcheux présage ;
couvrez l'hypogastre d'un large cataplasme, insistez sur les bains, appliquez un vésicatoire à
chaque cuisse, le saupoudrant d'euphorbe au lieu
de cantharides.

Pendant toute la durée de la variole confluente,
changez souvent le malade de lit, sans l'exposer à
des secousses, ni à l'impression de l'air froid.

Rendez l'atmosphère de son appartement tiède
et humide, en y faisant des irrigations ou vapori-
ser des liquides, tenez-en les volets fermés, em-
pêchez soigneusement la lumière d'y pénétrer.

Par l'inoculation on rendait autrefois la variole
moins grave, par la vaccination on la prévient au-
jourd'hui.

DE LA VARIOLOÏDE.

Dans la varioloïde on observe mêmes phénomènes, mêmes accidens, que dans la variole,

seulement moins graves et avec plus de promptitude dans leur marche ; les mêmes règles de thé-
rapeutique sont donc à suivre.

Les premières périodes de cette maladie peuvent seules offrir quelques dangers, car la période
de suppuration et de dessication est peu marquée
et passe vîte.

On doit donc, dans l'hypothèse d'une congestion cérébrale ou pulmonaire, agir avec plus d'é-
nergie que dans la variole, et réitérer au besoin,
d'abondantes saignées, puisqu'on n'a pas à craindre
pour un avenir peu éloigné l'épuisement, le marasme par le fait d'une suppuration de toute la
peau, de la longueur de la maladie.

Voilà, sous le rapport du traitement, la seule
différence, toute à l'avantage de la varioloïde et
qui en rend la mortalité bien moins grande ; c'est
que l'action de l'art peut se développer dans toute
son étendue, dès l'invasion de cet exanthême.

DE LA ROUGEOLE.

Le larmoiement, l'enchiffrenement, la toux, les
vomissemens précèdent et annoncent la rougeole ;
prescrivez alors des loochs et faites inspirer des
vapeurs émollientes.

Cette maladie qui règne épidémiquement est
souvent bénigne : si elle devient mortelle, c'est
moins par elle-même que par les fluxions cérébrales, pulmonaires, gastriques qui la compliquent.

L'art consiste à prévenir ou à faire rétrograder
celles-ci, et à faciliter l'éruption.

On y parvient, lorsque le sujet est vigoureux, par la saignée pratiquée à plusieurs reprises ; la rougeole n'étant pas de longue durée, ne craignez pas que les forces défaillent par la suite.

Les sangsues sont aussi fort utiles : appliquées aux gras de jambe, elles contribuent au dégorgement du cerveau ; à l'épigastre, elles diminuent les angoisses précordiales et préservent de l'inflammation gastrique.

D'ailleurs, faire cesser les congestions internes, constitue le moyen le plus infaillible de favoriser l'éruption.

Employons aussi les cataplasmes chauds sur les membres, les fomentations sur l'abdomen, les boissons douces, tièdes, légèrement diaphorétiques.

Les tisanes plus froides, émulsionnées, conviennent spécialement lorsque la fièvre et l'ardeur de l'estomac sont extrêmes.

Quand la rougeole atteint un enfant débile, il faut pour boissons celles qui poussent à la peau, s'abstenir des émissions sanguines, appliquer un ou deux vésicatoires, donner quelques gouttes de laudanum et ne pas le priver de bouillon.

Dans la rougeole intense et à son plus haut degré, si la peau pâlit et se refroidit, appelez à votre aide les sinapismes, les vésicatoires ammoniacaux, plongez le malade dans un bain chaud, donnez-lui, s'il n'y a pas de contr'indication, de l'ipécacuanha : Rappelez la fluxion à la peau, il se fait quelque brusque et mortelle congestion.

Les ventouses scarifiées à la nuque, la saignée du pied si elle est encore praticable, dissipent le délire qui quelquefois alors s'exalte au point que l'application de la glace sur la tête devient nécessaire.

Une epistaxis artificielle produite par l'apposition de sangsues aux narines est, dans cette occurrence, de la plus grande utilité.

Les cordiaux trouvent rarement leur place dans la rougeole et dans ses complications : ils pourraient convenir aux sujets très-affaiblis, très-épuisés, si leurs organes n'étaient point consumés par une sub-inflammation, laquelle frappe d'insuccès cette tentative de médication tonique.

Les vésicatoires sont surtout efficaces, quand la rougeole paraît et disparaît alternativement : ils la fixent à la peau.

La rougeole est fréquemment suivie d'un petit flux verdâtre, muqueux, dysentérique : du petit-lait gommé avec deux gros de sirop de morphine, des demi lavemens avec la décoction de pavots ou avec une solution d'amidon légèrement laudanisée dissipent cet accident.

S'il reste de la toux, la poix de Bourgogne stibiée ou des vésicatoires sur le thorax l'enlèvent encore et préviennent une hectisie subséquente, aidés surtout par l'emploi du lait d'ânesse, de la décoction de lichen et des loochs blancs.

S'il survient des vomissemens et des maux d'estomac, quelquefois une douce purgation, dans d'autres circonstances, la thridace, des anodins analogues, une petite saignée capillaire et des cataplasmes sur l'épigastre en triomphent.

L'enfant même guéri ne doit pas s'exposer à un air frais, car cette peau, toute dépouillée de son épiderme et qui n'est plus défendue, étant vivement impressionnée par la moindre intempérie de l'atmosphère, l'œdème des membres et quelquefois l'anasarque ou l'ascite se manifestent.

Garder l'appartement, boire de l'eau de gramen nitrée, avec ou sans oxymel scillitique, prendre un peu de calomel, suffit presque toujours à la disparition de ces enflures, qui rendent cependant la convalescence longue et pénible.

DE LA SCARLATINE.

Cet exanthème qui envahit toute la peau, qui n'en fait qu'une seule plaque écarlate, brulante et très-enflammée, qui provoque une fièvre sur-aigue, offre des prodrômes analogues à ceux de la rougeole et des accidens plus souvent funestes.

Les bases du traitement ne diffèrent pas de celles qui ont été posées dans le chapitre précédent; seulement, il faut plus de décision, plus de promptitude dans l'application, les congestions aux organes se fesant avec plus de brusquerie, le sang étant aussi plus enflammé.

La scarlatine maligne n'est autre que celle où le mouvement inflammatoire est si impétueux, si désordonné, la peau si tendue que l'éruption ne peut s'opérer ou ne se fait qu'incomplètement; et alors apparaissent de bonne heure le délire, les taches pourprées, la carphologie, le cerveau étant profondément atteint par le raptus humoral.

Dans cet état, assurément les saignées du pied et abondantes conviendraient.

Pourtant, il faut un coup d'œil bien sûr, pour y recourir : car dans cet affaiblissement des forces nerveuses, des forces circulatoires, par oppression il est vrai, mais enfin dans cet affaiblissement, ce qui reste de vitalité peut défaillir entièrement, et le pouls au lieu de s'élargir et de s'élever, s'abaisser et se perdre.

Le plus prudent est donc d'essayer à petits intervalles, de médiocres saignées, d'appliquer des sangsues aux gras de jambe, aux plis des bras, au creux de l'estomac, d'étudier l'effet de ces diverses émissions sanguines, d'y insister et même d'agir avec plus de hardiesse si le pouls se relève, si le cerveau se dégage, si l'éruption se fait mieux.

En même temps, enveloppez les membres de cataplasmes très-chauds légèrement aiguisés de poudre d'euphorbe ou de moutarde ; au besoin même, appliquez des vésicatoires et tempérez l'ardeur de la tête avec une vessie remplie d'eau à la glace, ou avec des compresses trempées dans de l'eau fraiche.

Les accidens consécutifs ressemblent à ceux de la rougeole ; traitez-les de même, n'oubliant pas la nature toute inflammatoire de cet exanthême, et poursuivant les derniers restes des phlegmasies internes avec des topiques et des saignées capillairés, si le malade a perdu peu de sang pendant la durée de la maladie.

L'hydropisie du péritoine et la leucophlegmatie paraissent après la scarlatine plus souvent qu'après la rougeole et tiennent à une inflammation non terminée et sub-aigue des membranes ou des appareils du centre. Les sangsues, les bains, les demi lavemens, les cataplasmes, l'hydrogale, une nourriture ténue et végétale, les tisanes tempérantes et légèrement apéritives peuvent seuls amener la guérison.

DE LA MILIAIRE, DE LA SUETTE, DE L'URTICAIRE.

La miliaire est souvent une complication des fièvres gastriques, intestinales, encéphaliques, plutôt qu'un exanthème essentiel : son traitement reste subordonné aux indications qui dérivent de la lésion plus ou moins avancée des organes compromis dans ces pyrexies.

La miliaire des femmes en couche est encore symptomatique d'une altération organique interne, le plus souvent d'une tendance à la métro-péritonite, et comme telle, ne doit être traitée que d'après l'indication des accidens graves qu'elle fait présager.

La miliaire plus simple qui peut, dans cette occurrence, exister par elle-même ou accompagner un embarras gastrique, se dissipe par le petit-lait, la limonade cuite, l'eau de veau, d'orge ou de bourrache édulcorée, les lavemens et les purgatifs mucoso-sucrés. Que la malade allaite son enfant.

Cette méthode tempérante est la seule qui convienne à la miliaire qui se développe hors de ces circonstances ; on y associe au besoin la saignée générale ou capillaire, de l'ipécacuanha, la manne, les tamarins ou les sels neutres, selon que la constitution atmosphérique est sèche, rigide, inflammatoire, ou grasse, humide, énervante.

Les sudorifiques et les toniques engendrent dans la miliaire des congestions internes bien autrement dangereuses que cet exanthème.

Lorsque la peau est très-enflammée dans la miliaire comme dans les autres fièvres éruptives, on couvre légèrement les malades, on les place dans un appartement frais, on a même cherché à modérer les angoisses qui accompagnent ce grand développement de chaleur extérieure et qui réagissent sur le cerveau, par des aspersions, ou des fomentations d'eau fraîche.

Si la miliaire s'effaçait subitement et que des accidens graves survinssent, les frictions, l'urtication, les sinapismes, les vésicatoires seraient aussitôt mis en avant.

La saignée et les délayans guérissent toujours et facilement l'urticaire.

Cet exanthème caractérise quelquefois des fièvres intermittentes assez violentes, le quinquina en est alors le remède.

Tous ces principes de traitement s'appliquent à la suette qui n'est qu'une miliaire épidémique.

DE L'ÉRYSIPÈLE, DU ZONA, DU PEMPHYGUS.

Simple, fixé à la figure, l'érysipèle guérit facilement par la saignée et les délayans :

Plus intense, avec rêvasseries, sécheresse de la langue et grande fréquence du pouls, par le même système de traitement, mais employé avec plus d'énergie, par les saignées capillaires de l'épigastre, par les cataplasmes chauds aux membres inférieurs :

Avec des rapports nidoreux, la bouche sale et pâteuse, des borborygmes, par l'eau de veau ou de tamarins subiée, par la manne et les sels cathartiques.

L'érysipèle qui durcit et gonfle à l'excès les paupières, qui en mortifie la surface, qui fait suppurer le tissu cellulaire de l'orbite, provoque quelquefois un chémosis et une ophthalmie interne; abattez-en la violence par les émissions sanguines, déviez-le par les évacuans, par les vésicatoires; il y va de la perte ou de l'affaiblissement de l'œil.

Dans cette circonstance comme dans toutes celles où la turgescence inflammatoire est très-grande, des piqûres très-petites et multipliées avec la pointe d'une lancette sur la peau érysipélateuse, suivies de fomentations tièdes et relâchantes, déterminent un dégorgement salutaire.

Lorsque l'érysipèle atteint des corps détériorés, affaiblis, lorsqu'il survient sous une constitution épidémique énervante, traitez-le exclusivement par

les vomitifs, les purgatifs salins et les vésicatoires:
il faut alors employer quelquefois les décoctions
toniques.

Cette maladie envahit spécialement la lèvre supérieure, lui imprime la dureté et la froideur du
marbre, s'étend de là au reste de la face ; le vésicatoire et même la cautérisation avec le beurre
d'antimoine ou avec des boutons de feu sont la
vraie et presque la seule ressource. La déglutition
ne pouvant se faire, on porte dans l'estomac, à
l'aide d'une sonde, de l'eau chaude coupée avec
du vin de Bordeaux, de petites tasses de bouillon
bien dégraissé.

Lorsqu'avec la brusque disparition de l'érysipèle coïncident des rêvasseries, des fuliginosités
sur les lèvres, lorsque la peau du visage devient
en même temps flasque, ridée, bleuâtre en quelques points, recourez au plus vite aux vésicatoires
sur la figure et les membres, réchauffez le malade, donnez des cordiaux, excitez une réaction,
de la diaphorèse.

Le vésicatoire fixe l'érysipèle vague, ambulant.

L'érysipèle phlegmoneux, des membres, se
dissipe aussi par les délayans, les laxatifs, par les
cataplasmes, par les saignées capillaires dans le
voisinage des points les plus affectés.

S'il ne s'efface pas, si le membre est largement
et profondément enflammé, appliquez un vésicatoire sur le centre du gonflement: vous y appele-
rez là phlogose au loin et inégalement disséminée,
vous la concentrerez, et elle se terminera plus

vite par résolution ou par abcès, mais sans fusées.

Les frictions et les onctions mercurielles sur toute la surface érysipélateuse, activent dans beaucoup de cas, même graves, la résolution de cette maladie.

Le zona est une bande de pustules érysipélateuses auxquelles succèdent souvent de petites escarrhes, qui s'étend de la colonne vertébrale à la ligne blanche : les délayans, les laxatifs et les topiques tempérans guérissent cette affection.

Le pemphygus consiste en pustules de forme érysipélateuse, qui se développent sur un fond rouge et enflammé, se dissipent comme le zona et par les mêmes moyens : seulement les ulcérations qui succèdent aux pustules sont quelquefois très-douloureuses ; le cérat opiacé ou mêlé à l'eau de laurier-cerise en est le remède.

Le pemphygus revêt quelquefois une forme chronique et guérit difficilement. Les boissons acidules, les eaux salines, les bains gélatineux, les végétaux frais, et si le malade est délabré, la décoction de quinquina et les gelées de viande aromatisées, sont les moyens spécialement indiqués.

Au pemphygus intermittent le fébrifuge.

DE L'ANASARQUE.

L'anasarque paraît à la suite des fièvres intermittentes, éruptives, de la métrite puerpérale, de plusieurs autres maladies graves, d'un refroidissement, de l'impression d'un air humide, brumeux, de marches forcées.

Ses caractères varient comme sa nature.

Lorsque l'anasarque paraît après une maladie aiguë, mais de courte durée, lorsqu'elle se développe spontanément sur des sujets robustes, traitez-la par le régime anti-phlogistique; l'ouverture de la veine plusieurs fois répétée et les simples délayans la feront s'évanouir.

Cette méthode, mais affaiblie, procure encore des résultats avantageux dans l'anasarque qui succède à quelque maladie inflammatoire qui ne s'est pas épuisée complètement.

Joignez-y des bains de vapeurs, si l'impression de l'humide a provoqué cette hydropisie. Les diurétiques et les purgatifs légers altèrent peu la simplicité de cette méthode et conviennent dans cette circonstance.

Lorsque l'anasarque est très-considérable, et l'individu encore assez fort, le vomitif, les évacuans et les diurétiques âcres, actifs, produisent des flux salutaires, si les voies digestives ne sont point phlogosées et si elles peuvent en supporter la première et directe impression.

L'anasarque du malade appauvri cesse quelquefois à l'aide d'un changement de domicile et de pays, du quinquina, de la limaille de fer et d'une bonne nourriture.

Les frictions avec des teintures spiritueuses, diurétiques ou purgatives, avec une brosse ou avec une flanelle, les fumigations sèches ou humides, aromatiques, ont quelquefois heureusement réveillé l'action des absorbans.

Les mouchetures nombreuses , pratiquées tous les jours et avec art contribuent puissamment à la guérison.

L'anasarque qui dépend d'une altération organique avancée, est incurable.

DU RHUMATISME.

Le rhumatisme aigu demande dans ses premiers temps la méthode anti-phlogistique toute pure, proportionnée seulement à l'âge et à la constitution du malade.

Les clystères et quelques évacuans dans l'état et sur le déclin de cette maladie, des ventouses scarifiées, des sangsues , des embrocations anodines et des topiques doux sur les parties trop douloureuses ou sur les articulations engorgées ; de l'opium et ses composés tels que la poudre de Dower, quand la violence de l'insomnie et de la douleur l'indiquent, remèdes alors d'autant plus efficaces que les saignées n'ont pas été omises, voilà ce qui guérit toujours le rhumatisme, ce qu'il faut préférer à toutes ces méthodes brusques , intempestives, mises en avant par la vanité et le désir sans frein d'innover.

Ainsi, gardons-nous de l'abus de l'émétique, n'en donnons pas quinze grains chaque jour ; ne nous laissons pas séduire par des succès vantés bien haut ; ne livrons jamais la vie de nos malades à des chances dangereuses quand l'affection dont ils sont atteints doit nécessairement s'effacer par des procédés simples et avoués.

L'émétique aux doses ordinaires, dès le second ou le troisième jour après les premières émissions de sang, convient à certains malades replets et chargés de sucs: l'administration de ce remède est suivie d'une diaphorèse abondante.

Les vésicatoires sont utiles, lorsque le rhumatisme occupe opiniâtrement les muscles du cou, de la poitrine ou de la tête, et qu'il entretient une fluxion dont on redoute l'effet sur les organes de ces cavités.

Les légers toniques pendant la convalescence favorisent le rétablissement des forces.

Les douches aromatiques, les bains de vapeurs, les eaux thermales sulfureuses guérissent les raideurs et les enflures qui survivent quelquefois au rhumatisme aigu.

Le rhumatisme froid, goutteux, chronique, se résout encore sous l'influence de l'énergique secousse que procurent ces mêmes eaux.

Les vésicatoires volans, les cataplasmes irritans, les frictions avec l'onguent mercuriel, le savon de Starkey, l'éther acétique, les linimens volatils, avec la teinture de cantharides, le galvanisme, soulagent les rhumatisans qui ne peuvent aller aux eaux.

Lorsque l'opiniâtreté du lumbago ou de la sciatique rhumatismale fait craindre quelque altération dans les vertèbres ou dans l'articulation coxo-fémorale, prévenez-en le développement par des moxas ou de profonds cautères.

Une vie régulière, la purgation par intervalles,

beaucoup de soin à se soustraire aux intempéries de l'air, l'usage du lait, des frictions, et des camisoles de flanelle garantissent des rechûtes du rhumatisme articulaire chronique.

DE LA GOUTTE.

Vivre sobrement, se garantir des variations atmosphériques et de l'humidité, se faire frictionner tous les jours, prendre de temps à autre des bains tièdes ou de vapeurs, porter de la flanelle sur la peau, promener souvent, mais en évitant la fatigue, tenir le ventre libre, passer quelquefois la belle saison aux eaux thermales, c'est le moyen d'éloigner et d'atténuer les attaques de goutte.

On guérit rarement de cette maladie, et son traitement varie en raison de l'âge, de l'idiosyncrasie.

Le goutteux gras et sanguin usera pendant les paroxismes, de la saignée générale, surtout si les cavités paraissent menacées, de sangsues appliquées sur les parties tuméfiées, à plusieurs reprises, selon la méthode de Paulmier, et suivies de cataplasmes émolliens et narcotiques; il boira abondamment et à jeun de l'eau chaude selon les préceptes de Baglivi et de Cadet de Vaux, ou fraîche s'il est d'un tempérament très-ardent; à la déclinaison de l'accès, il prendra quelques verrées d'une tisane laxative.

Le goutteux lymphatique, chargé d'humeurs, trop nourri, fera envelopper ses membres du cataplasme de Pradier ou de tout autre cataplasme composé de farines de riz, de graines de lin, de fénu-grec et arrosé d'un alcool quelconque, il prendra l'électuaire lénitif sulfuré, du vin stibié chargé de laudanum, des pilules aloétiques, de la tisane nitrée, il ne mangera point.

Le goutteux débile, appauvri, languissant, trouvera dans l'usage habituel des amers le moyen d'affaiblir sa prédisposition, et dans l'usage du quinquina, d'après le procédé de Held et de Tavarès, un remède puissant contre l'accès. Qu'il frictionne les membres envahis avec des linimens volatils, avec la teinture d'iode, qu'il les enveloppe de laine, qu'il entretienne le ton de l'estomac avec de la rhubarbe, du vin chalybé, de l'infusion de gingembre, de l'huile de menthe, du musc, de l'assa-fœtida, de l'acétate d'ammoniaque.

Lorsque la goutte est vague, indécise, l'application des cataplasmes arrosés d'eau de vie la fait se développer et la fixe sur les membres; et ce paroxisme ainsi sollicité est toujours bien moins violent que celui qui serait survenu. Les frictions, les diaphorétiques, particulièrement le souffre recommandés par Barry dans cette imminence d'invasion, et une diète exacte en abrègent aussi la durée.

L'iode a été récemment indiqué, en topique et à l'intérieur.

La violence des douleurs dans les attaques de goutte nécessite souvent d'assez fortes doses de laudanum ou d'acétate de morphine.

DE LA SCIATIQUE.

La saignée fait quelquefois cesser incontinent la sciatique inflammatoire.

La saignée, les ventouses scarifiées, les sangsues, les frictions anodines, les cataplasmes, les bains, le petit-lait nitré, l'eau de gramen émulsionnée, les sels neutres, le repos au lit délivrent souvent en peu de jours, de la sciatique aiguë les hommes robustes.

Cette maladie entraine fréquemment des douleurs si atroces qu'il faut insister sur les émissions sanguines, et recourir en même temps aux affusions froides, à l'application de la glace, à de larges prises d'opium.

La sciatique déjà invétérée, cesse enfin sous l'action combinée des vésicatoires volans promenés de la fesse à la région inférieure, externe de la jambe, du vomitif, des évacuans, de l'huile de thérébentine. L'acupuncture et le vésicatoire au dessous de la tête du péronné, selon la méthode de Cotugno, pansé ensuite avec du cérat morphiné, ont produit quelquefois un très-bon effet.

Le sciatique chronique s'use à la longue, mais elle atrophie le membre, elle rend perclus : pour prévenir ces résultats si fâcheux, on recourt aux sétons, cautères ou moxas, quand les ventouses, les douches, les sachets et les fumigations aromatiques, quand les bains de sable et les eaux minérales ont été infructueux. Les extraits d'aconit ou de ciguë ont favorisé la résolution de cette maladie et l'efficacité de ces divers topiques.

DU TIC DOULOUREUX OU NÉVRALGIE
FACIALE.

Les moyens sont ici à l'infini et le choix est difficile.

L'ouverture des veines du bras ou du pied, les sangsues à l'anus et aux malléoles, les pédiluves, les tisanes rafraichissantes aiguisées parfois avec de la crême de tartre, du nitre ou du sel d'Epsom affaiblissent le tic qui s'est déclaré brusquement, à la suite d'un froid et chaud, qui a atteint un sujet sanguin et vigoureux. Des douches de vapeurs émollientes, tièdes seulement, de légers cataplasmes sont les topiques le moins désavantageux.

Lorsque cette maladie s'est organisée lentement, mais qu'elle n'a cessé de s'accroitre, que le sujet est pâle, nerveux, cachectique, les vésicatoires et autres révulsifs volans, instantanés, un bon régime, le sous-carbonate de fer, le quinquina sont indiqués.

Dans toute hypothèse, l'opium est ici le grand sédatif : un sixième de grain d'acétate de morphine pris, toutes les trois heures, jusqu'à ce qu'un léger narcotisme survienne, est le remède qui réussit le mieux : dès que le tic se réveille, on le reprend sans délai. La tridace, les extraits narcotiques et les pilules de Méglin comptent aussi des succès ; les anti-spasmodiques beaucoup moins ; il

leur arrive même quelquefois d'aviver les douleurs, au lieu de les calmer.

Les purgatifs, les cautères, le séton ont peu
d'action sur cette névralgie.

Quant aux topiques, le camphre, l'opium, la
rhue, l'assa-fœtida, mâchés, peuvent bien faire
une diversion, mais elle est de courte durée. Les
frictions avec les huiles de croton-tiglium et de
caieput, avec l'éther, les teintures narcotiques,
les lotions, les fomentations avec les extraits de
belladone ou autres, les cataplasmes arrosés de
laudanum ou préparés avec les feuilles de morelle
et de jusquiame, et tant d'autres moyens semblables, les bains simples ou d'eau de mer, les eaux
sulfureuses soulagent, mais ne guérissent pas.

L'acupuncture employée avec persévérance, la
section du nerf sus ou sous-orbitaire, mentonnier,
quand la névralgie est frontale, sous-orbitaire ou
maxillaire, ont terminé quelquefois heureusement
des tics très-rebelles.

On a encore employé l'arsénic, l'acide prussique, l'hydro-chlorate de potasse, l'oxide de zinc,
l'acétate d'ammoniaque, la strichnine. Que ne ha-
sardent pas les médecins qui croient sortir des
voies battues par l'emploi des poisons et dont l'im-
patience ne sait se plier aux méthodes rationnelles?
De bien rares et de bien équivoques succès ne
légitiment pas ces dangereuses tentatives.

Le temps, beaucoup de soin à éviter les intempéries de l'air, toute préoccupation forte, tout
écart de régime, et une longue et courageuse in-

sistance sur le petit-lait et les boissons douces,
peuvent délivrer du tic le plus invétéré.

DE L'ASPHYXIE DES NOUVEAUX-NÉS.

Lorsque l'accouchement a été accompagné de
grandes pertes, l'enfant naît asphyxié, sans pouls,
avec les chairs flasques, il ne respire pas, il est
pâle et paraît mort.

On doit alors le placer sur le côté, relevant sa
tête et laissant sa face à l'air, envelopper les autres
parties du corps d'une couverture bien chaude,
ne point tirailler le cordon ombilical et ne pas le
couper tout de suite, s'il offre quelques pulsations,
s'il n'y a plus d'hémorrhagie, si le placenta n'a pas
encore commencé de se détacher.

Quand le cordon ombilical ne bat plus, on le
coupe, on éloigne l'enfant de la mère, on le tient
devant un feu clair, puis on enlève avec le doigt
ou avec un pinceau de charpie trempé dans de
l'eau salée, les mucosités sanguinolentes qui s'op-
posent à l'entrée de l'air dans les poumons.

Insufflez ensuite de l'air, petit à petit et par sac-
cades, en introduisant dans le larynx le tube de
Chaussier ou en appliquant la bouche sur les lèvres de l'enfant, dont on serre le nez.

Frictionnez tout le corps, surtout le dos et la
plante des pieds, avec de la flanelle chaude et imprégnée de vapeurs aromatiques, exercez un massage léger sur la poitrine et l'abdomen, employez
même le pincement de la peau, la succion de la
mamelle, l'application des ventouses, donnez un

lavement avec de l'oxycrat tiède, ou insufflez dans l'anus la fumée du papier brûlé.

Au besoin, plongez le nouveau-né jusqu'aux aisselles dans un bain d'eau tiède animée avec du vin.

Stimulez la membrane pituitaire en approchant du nez des vapeurs irritantes, lancez avec force quelques gorgées d'eau de vie sur la paroi antérieure du thorax, sorte de douche qui produit quelquefois presque immédiatement une contraction convulsive des muscles inspirateurs et qui fait ainsi commencer la respiration.

Insistez sur ces divers moyens pendant deux heures au moins ; lorsque vous les cessez, ayez encore le soin de tenir chaudement le nouveau-né.

L'enfant dont la tête a été fortement comprimée par l'étroitesse du bassin, ou par le forceps, dont le cou a été serré par quelques tours du cordon ombilical, ou qui est très-pléthorique, naît quelquefois avec la face noire et tuméfiée, des ecchymoses et des gonflemens du cuir chevelu, toute la peau bleuâtre ; la respiration ne se fait pas, les battemens du cœur sont presque insensibles.

Il faut promptement couper le cordon ombilical, et laisser s'écouler une certaine quantité de sang : si cette hémorrhagie n'a pas lieu, mettez l'enfant dans un bain tiède, en exprimant à plusieurs reprises le cordon. Appliquez sans retard une et même deux sangsues derrière chaque oreille, lorsque vous ne pouvez obtenir du sang par ces premiers moyens.

S'il y a quelque épanchement de sang sous le cuir chevelu, avec fluctuation, donnez-y issue avec la pointe d'une lancette ; l'hémorrhagie subséquente, l'impression de la douleur seront utiles.

Abstergez en outre l'intérieur de la bouche et recourez aux moyens précédens, si la saignée ne suffit pas à l'établissement de la respiration.

DE L'ASPHYXIE PAR SUBMERSION, PAR STRANGULATION.

Il faut bien sécher le noyé, le coucher sur le côté droit, au soleil ou dans un lit assez chaud, la tête plus élevée que les pieds, débarrasser la bouche, la trachée et les bronches, de l'eau et des mucosités qui y sont contenues, en les aspirant, ou en chatouillant avec la barbe d'une plume les lèvres, les narines, le voile du palais ; il faut approcher fréquemment du nez, des allumettes allumées ou de l'ammoniaque, réchauffer le noyé lentement, avec une sorte de mesure, en le couvrant de laine chaude, en le frictionnant avec une brosse, puis avec de la flanelle imprégnée d'eau de vie, exercer en outre alternativement de légères compressions sur la poitrine et le bas-ventre.

On insuffle ensuite de l'air dans les poumons, soit en se servant du tube laryngien, soit en collant sa bouche sur celle du malade dont les narines sont serrées avec soin et en soufflant immédiatement, mais avec ménagement, de peur de susciter un emphysème pulmonaire interstitiel qui serait promptement fatal.

Faites passer un lavement avec de l'eau salée et vinaigrée, ou introduisez de la fumée de tabac par l'anus.

Dès que le noyé pourra boire, donnez-lui, toutes les cinq minutes, deux cuillerées de vin ou de café bien chaud, de l'eau de fleurs d'oranger ou tout autre liquide spiritueux.

Saignons-le au pied, à la jugulaire, aux tempes, si le visage reste violet ou noir, si les yeux étincellent, si les membres sont chauds et flexibles.

Lorsque le noyé ne se ranime pas, lorsque la roideur et le froid cadavérique persistent, on doit appliquer de petits moxas sur le creux de l'estomac, les bras et les cuisses.

L'émétique convient, si la submersion a eu lieu peu de temps après le repas.

Il faut souvent dix heures pour rappeler le noyé à la vie.

Dans l'asphyxie des pendus, la saignée est toujours de rigueur, on y insiste davantage, on y associe des ventouses scarifiées ou des sangsues aux cuisses.

DE L'ASPHYXIE PAR LE FROID.

Dans cette maladie, il faut pour réchauffer le corps lentement et par degrés, le frotter, en se dirigeant du ventre vers les extrémités, d'abord avec de la neige, au bout d'un demi quart d'heure, avec des linges trempés dans de l'eau bien froide, ensuite dégourdie, enfin avec de l'eau tiède.

On arrive au même but en mettant l'asphyxié

dans un bain d'eau froide que l'on réchauffe progressivement avec de l'eau chaude.

Les aspersions d'eau sur le visage, l'agacement des lèvres et du nez avec une plume, l'inspiration de l'alcali volatil, l'insufflation de l'air, les clystères irritans, l'ingestion de l'eau de mélisse, de l'oxycrat sucré, d'un peu de vin et de bouillon sont aussi à employer.

DE L'ASPHYXIE PAR LA CHALEUR.

Que l'asphyxié soit porté dans un endroit frais, déshabillé en partie, qu'on lui donne des lavemens d'eau salée, qu'on lui fasse inspirer des odeurs spiritueuses, boire de la limonade, qu'on le saigne et qu'on lui applique des sangsues.

DE L'ASPHYXIE PAR LA VAPEUR DU CHARBON, DES FOURS A CHAUX, DES CUVES DE RAISIN, DES FOSSES D'AISANCE, DES ÉGOUTS, etc. PAR LE DÉFAUT D'AIR RESPIRABLE.

Les premiers symptômes de cette asphyxie consistent dans une grande pesanteur de tête, dans des tintemens d'oreille suivis bientôt de l'obscurcissement de la vue, de rêvasseries, d'un sommeil léthargique, de la diminution des forces; le cœur bat avec violence, mais la respiration s'embarrasse, et plus tard cette fonction et la circulation sont tellement enchaînées que le malade semble mort; il ne remue plus, il n'éprouve aucune sensation, sa vie nerveuse est éteinte.

Transportez-le tout de suite au grand air, quelque froid qu'il fasse, déshabillez-le et couchez-le sur le dos, la tête et la poitrine un peu plus élevées que le reste du corps.

Qu'il boive de l'oxycrat ou de la limonade; en même temps faites-lui sur le visage et la poitrine des aspersions d'eau froide vinaigrée, pendant quelques minutes, essuyez ensuite et frictionnez le corps avec des linges chauds imbibés d'eau de Cologne; recommencez presque immédiatement les aspersions froides, puis les frictions, et insistez sur l'emploi alternatif de ces moyens.

Lavemens avec de l'eau froide salée et vinaigrée.

Irritez la plante des pieds, la paume des mains et l'épine du dos avec une brosse de crin, le nez avec la barbe d'une plume; faites inspirer la fumée de papier gris brulé, le gaz qui se dégage de la combustion d'allumettes bien souffrées, d'un flacon d'alcali-volatil.

Insufflez de l'air dans les poumons, avec mesure, au moyen du tube de Chaussier que vous introduirez dans le larynx ou d'une sonde que vous passerez dans une narine et pousserez jusqu'à cet organe, adaptant à sa grosse extrémité le tuyau d'un soufflet et tenant l'autre narine exactement bouchée.

Si l'on manque de ces instrumens, il faut introduire le tuyau du soufflet dans une narine, fermer l'autre et souffler petit à petit.

Cette pratique, aidée de frictions, de pressions

alternatives sur l'abdomen et sur la poitrine, reste-t-elle sans résultat? pratiquez l'insufflation , en collant vos lèvres sur celles de l'asphyxié.

En dernier lieu, ouvrez la trachée-artère.

La saignée du pied ou du bras seconde l'action de toutes ces tentatives, lorsque le malade a les yeux saillans , les membres encore chauds, lors-qu'il est plongé dans la sterteur.

On placera l'asphyxié, rappelé à la vie , dans un lit bien chaud; qu'on lui fasse prendre quel-ques cuillerées de vin d'Espagne, ou d'une potion anti-spasmodique , que les assistans se retirent, que les croisées de l'appartement restent ouvertes encore quelque temps.

Les vomitifs ne conviennent qu'aux asphyxiés qui, étant tombés dans des puisards, dans des fosses d'aisance, ont avalé des liquides infects.

Les sinapismes et les vésicatoires, en appelant sur la peau les courants capillaires, en l'irritant vivement , peuvent contribuer à la guérison de l'asphyxié.

DE L'EMPOISONNEMENT PAR LES ACIDES OU LES ALCALIS CONCENTRÉS , PAR LE PHOS-PHORE.

Une chaleur âcre et brûlante qui s'étend de l'es-tomac à la gorge , qui envahit bientôt les en-trailles, qui est promptement suivie de frissons, de sueurs glaciales et du refroidissement de toute la peau, de la petitesse du pouls, de la décom-position des traits, du hoquet, de vomissemens mêlés de sang, d'évacuations par le bas, glaireuses, liquides, sanguinolentes, de la suppression des urines, tel est l'effet immédiat de cet empoisonnement. Souvent l'intérieur de la bouche et des lèvres se trouve brûlé et rempli de plaques grises ou noires.

Il faut, à l'instant, faire boire, toutes les deux ou trois minutes, un verre d'eau pure, en attendant qu'on ait préparé de la décoction de graines de lin ou de racines de guimauve, employer ensuite celle-ci de la même manière et y joindre, dès que l'on en aura, par litre, une once de magnésie, ou à défaut, une demi-once de savon, si c'est avec un acide que le malade est empoisonné. Ces mêmes boissons, mais avec le jus d'un citron ou deux cuillerées à bouche de vinaigre par verre, conviennent si l'empoisonnement est dû à l'ingestion des alcalis.

Ouvrez en même temps les veines du bras, et appliquez des sangsues au cou et sur les points les plus douloureux de l'abdomen, que vous ferez d'ailleurs fomenter avec des décoctions émollientes ou couvrir d'un cataplasme léger. Les bains tièdes sont, dans ce cas, de la plus grande utilité.

On doit insister pendant plusieurs jours, sur les seules tisanes mucilagineuses, les remplacer ensuite par de l'eau de poulet et ne permettre des alimens qu'avec circonspection.

Quand l'empoisonnement est si grave que la déglutition ne peut avoir lieu, introduisez les médicamens dans l'estomac à l'aide d'une sonde œsophagienne.

DE L'EMPOISONNEMENT PAR LE SUBLIMÉ CORROSIF ET PAR LES AUTRES PRÉPARATIONS MERCURIELLES, PAR LE VERT DE GRIS ET LES AUTRES SELS CUIVREUX.

Que ces poisons aient été portés dans l'estomac ou appliqués à l'extérieur, il faut délayer dix ou douze blancs d'œuf dans deux pintes d'eau froide et donner un verre de cette boisson, toutes les deux minutes; de l'hydrogale pourrait y suppléer; et si on n'avait à sa disposition ni œufs, ni lait, l'eau de gomme, de lin, de son, de mauve, l'eau pure seraient à employer.

On insistera sur l'usage de l'eau albumineuse jusqu'à ce que les accidens aient diminué.

L'eau hydro-sulfurée et le gluten sont encore d'excellens antidotes.

Ces premiers secours une fois administrés, passez au traitement ordinaire des inflammations gastro-intestinales.

DE L'EMPOISONNEMENT PAR LES COMPOSÉS ARSÉNICAUX.

Que le malade boive coup sur coup des verres d'eau tiède ou froide, sucrée, ou d'une décoction émolliente, jusqu'à ce que le vomissement survienne. Qu'on lui fasse aussi prendre quelques verres d'eau hydro-sulfurée ou d'un mélange à parties égales d'eau de chaux et d'eau sucrée.

DE L'EMPOISONNEMENT PAR LES PRÉPARATIONS ANTIMONIALES.

Facilitez d'abord les vomissemens qui ont lieu par une abondante boisson d'eau tiède. Donnez ensuite trois ou quatre grains d'extrait d'opium, chacun à un quart d'heure d'intervalle, ou du sirop diacode ou la décoction de têtes de pavots.

Si le vomissement n'a pas lieu, on fait bouillir dans deux litres d'eau, pendant dix minutes, quatre ou cinq noix de galle concassée ou une once de quinquina en poudre grossière ou à leur défaut, de l'écorce de chêne ou de saule; on administre plusieurs verres de cette boisson.

Saignez, appliquez des sangsues, fomentez le ventre.

DE L'EMPOISONNEMENT PAR LES PRÉPARATIONS D'ÉTAIN, DE BISMUTH, D'OR ET DE ZINC.

Provoquer le vomissement en forçant le malade à se gorger d'eau tiède, lui administrer ensuite du lait étendu d'eau; plus tard, combattre les accidens inflammatoires consécutifs, tels sont les moyens à employer.

DE L'EMPOISONNEMENT PAR LA PIERRE INFERNALE ET AUTRES POISONS IRRITANS.

Le sel de cuisine est l'antidote du nitrate d'argent; faites donc boire de l'eau salée aux individus qui se sont empoisonnés avec ce caustique. Les accidens s'affaiblissent à mesure que des vomissemens se déclarent. On passe ensuite aux antiphlogistiques.

L'empoisonnement par l'eau de Javelle, le foie de souffre, le nitre et le sel ammoniac se traite

avec les boissons émollientes, muqueuses, su-
crées, jusqu'à faire vomir par la quantité qui en
est prise, avec des sangsues, des lavemens adou-
cissans, de la décoction de pavots, etc.

Faites boire aux empoisonnés par les préparations de baryte plusieurs verres d'eau dans laquelle on aura mis fondre du sel de Glauber ou
d'Epsom, deux gros par litre. A défaut de ces sels,
donnez de l'eau de puits qui contient beaucoup de
sulfate de chaux. Vient ensuite le tour des boissons
mucilagineuses, des saignées capillaires.

Les empoisonnés par les cantharides prendront
de l'eau laiteuse, de la décoction de guimauve,
se baigneront et se soumettront au traitement anti-
phlogistique le plus aigu. On y associe des injections émollientes dans la vessie, des frictions avec
l'huile d'olives camphrée à la face interne des
cuisses et des jambes, des lavemens camphrés et
en dernier lieu, quelques tasses d'une décoction
de graines de lin, légèrement nitrée et camphrée.

L'individu, empoisonné avec du verre ou de
l'émail cassé en petits morceaux, devra tout de
suite manger du pain, des pommes de terre et
autres alimens, lesquels envelopperont le verre ;
puis il prendra quelques grains d'émétique dissous dans un verre d'eau, et le verre sera chassé
par le vomissement. Le petit-lait, les lavemens,
des sangsues et des fomentations émollientes sur
l'épigastre calmeront les accidens inflammatoires
subséquens, qui se manifestent quelquefois.

Les sels de Glauber ou d'Epsom, le plaire ou l'eau de puits sont les antidotes des sels de plomb, des eaux chargées de ce métal, des vins lithargirés·

La colique de plomb est un véritable empoisonnement par émanation auquel les peintres, les plombiers sont exposés.

On la guérit par l'acide sulfurique, le sulfate d'alumine, par les bains, les anti-phlogistiques, les huileux, les émolliens, seuls ou combinés d'après la méthode de Stoll, avec les opiacés et les purgatifs, plus tard avec les amers et les antispasmodiques.

Cette colique cesse encore sous l'action du traitement dit de la Charité, auquel on ne saurait refuser une supériorité décidée sur tous les autres, une sorte de spécificité.

DE L'EMPOISONNEMENT PAR LES IRRITANS VÉGÉTAUX, TELS QUE L'ANÉMONE DES PRÉS, LA BRYONE, LA GRATIOLE, ETC.

Si les symptômes sont ceux d'une vive inflammation avec convulsion, délire sympathique, recourez aux saignées phlébique et capillaires, forcez le malade à s'abreuver de décoction de graines de lin, d'eau gommeuse et sucrée, puis, chatouillez le gosier avec la barbe d'une plume et provoquez ainsi le vomissement. Les bains, les lavemens et les embrocations émollientes ont aussi un haut degré d'utilité.

Si ces poisons n'occasionent pas de grandes douleurs abdominales, s'ils ne sont suivis que de

vomissemens, d'un abattement et d'une insensibi-
lité très-remarquables, on donne après avoir favorisé le vomissement par l'eau sucrée , quelques
grains de camphre ou de petites tasses de café léger. Si le malade rejette le café, on le fait prendre
en lavement et sous forme de friction.

Lorsque les symptômes nerveux dominent, les
juleps anodins ou la décoction de pavots sont
indiqués.

DE L'EMPOISONNEMENT PAR LES NARCOTI-QUES.

Commencez par donner quatre grains d'émétique dissous dans quatre onces d'eau; si le vomissement n'a pas lieu en moins d'un quart d'heure,
prescrivez un scrupule de sulfate de zinc dissous
dans la même quantité de liquide, et donnez-le en
deux fois, à un quart d'heure d'intervalle, lorsque
la première dose n'a pas fait vomir. Enfin , si ces
moyens n'ont pas réussi, on essaye encore , toujours dans la même intention, trois ou quatre grains
de sulfate de cuivre dissous dans un verre d'eau.

On chatouille en même temps le gosier avec la
barbe d'une plume, mais on a le soin de ne pas
dissoudre ces remèdes dans trop de liquide et de
ne pas abreuver le malade.

Si on soupçonne que le narcotique ait eu le
temps d'arriver jusqu'aux intestins, on a recours
aux lavemens purgatifs.

Le jus de citron et les autres acides ne conviennent qu'après l'expulsion du poison par le vomissement ou par les selles.

Lors même que le poison a été totalement évacué par cette double voie, on ne doit pas moins
administrer, toutes les cinq minutes, et alternativement une tasse d'eau acidulée avec du vinaigre,
du jus de citron ou de la crême de tartre, et une
tasse d'infusion de café, jusqu'à ce que le malade
soit hors de danger. Frictionnez-lui les membres
avec une brosse et saignez-le s'il reste dans un état
de coma apoplectique.

Lorsque l'empoisonnement dépend de l'application des narcotiques sur des blessures, mettez
le malade immédiatement et sans l'emploi préala-
ble des vomitifs, à l'usage du café, des boissons
acidules, etc.

On a, en outre, recommandé dans l'empoisonnement par l'opium et les sels de morphine, mais
dès les premiers temps seulement, la décoction
aqueuse de noix de galle.

Dans l'empoisonnement par l'acide prussique ou
par les plantes qui en contiennent, après avoir
provoqué des vomissemens par les moyens ci-des-
sus indiqués, faites inspirer le gaz qui s'échappe
de l'eau chlorée, pratiquez des affusions froides
sur la nuque et la colonne vertébrale, couvrez la
tête d'une vessie remplie de glace, au besoin,
ouvrez la jugulaire, frictionnez les tempes avec la
teinture de cantharides et l'ammoniaque, placez
des sinapismes aux membres.

DE L'EMPOISONNEMENT PAR LES NARCOTIQUES ACRES, TELS QUE LES CHAMPIGNONS, LA NOIX VOMIQUE, LE TABAC, ETC.

Dès que le malade éprouve des symptômes d'empoisonnement après avoir mangé des champignons, administrez trois grains d'émétique dans un verre d'eau ; un quart d'heure après, donnez, en trois fois et à vingt minutes d'intervalle, un second verre d'eau avec trois autres grains d'émétique, un scrupule d'ipécacuanha et une once de sel de Glauber.

Purgez ensuite, dès que les vomissemens ont cessé, à l'aide de l'huile de ricin, de la casse, du séné, du sulfate de magnésie, et recourez aux lavemens purgatifs.

Si tous ces moyens ne déterminent pas l'entière évacuation des champignons, donnez en lavement un litre d'eau dans laquelle on aura fait bouillir une once de tabac pendant un quart d'heure. Des vomissemens suivent toujours ce médicament.

Une fois le poison évacué, il faut recourir aux juleps éthérés, si le malade parait très-affaibli, ou aux sangsues, aux bains, aux fomentations, s'il souffre beaucoup du ventre.

Cette dernière méthode est seule applicable, lorsque l'on n'est appelé que fort tard, que la fièvre et le météorisme du ventre sont considérables, etc.

Qu'on se garde bien de donner ni vinaigre, ni eau salée, ni éther, tant que les champignons n'ont pas été rejetés soit par le haut, soit par le bas.

Dans l'empoisonnement par la noix vomique et autres substances analogues, faites d'abord vomir, puis, insufflez de l'air dans les poumons, comme pour l'asphyxie, administrez, à dix minutes d'intervalle quelques cuillerées d'une potion préparée avec deux gros d'éther, deux gros d'huile de thérébentine, deux onces d'eau et demi once de sucre.

Dans l'empoisonnement par le tabac, la stramoine, la digitale, etc. on prescrit successivement l'émétique et les purgatifs, on recourt ensuite à l'eau vinaigrée, aux saignées générale et capillaires, aux émolliens.

DE LA MORSURE DES VIPÈRES ET DES SERPENS.

Placez une ligature assez large, légèrement serrée et pour peu de temps, au-dessus de la plaie; laissez saigner celle-ci, pressez-la doucement, faites-la tremper dans de l'eau tiède, appliquez-y une ou deux ventouses.

Si l'enflure devient très-considérable, supprimez la ligature et cautérisez la plaie avec un fer rouge ou avec du beurre d'antimoine, avec de la pierre infernale ou de la potasse caustique écrasées ou réduites en poudre.

On appliquera sur les parties engorgées, voisines de la plaie, un mélange préparé avec une partie d'alcali volatil et le double d'huile.

Le malade sera couché dans un lit bien chaud et boira, toutes les deux heures, un verre d'une

infusion de fleurs sudorifiques , dans lequel on
versera six à huit gouttes d'alcali-volatil; de temps
à autre, deux cuillerées à bouche de vin de Madère.

DE LA MORSURE DES ANIMAUX ENRAGÉS.

Lavez la plaie avec de l'eau tiède, salée ou savonneuse, agrandissez-la si elle est petite et profonde,
pressez-la, exprimez-en le sang , appliquez-y une
ventouse. Cautérisez-la ensuite, ainsi que les plus
légères écorchures, avec le fer rouge-blanc, le
beurre d'antimoine ou l'huile de vitriol; sept heures après avoir cautérisé , couvrez l'escarrhe d'onguent basilicum sur une once duquel on incorpore
un demi gros de cantharides finement pulvérisées.

A la chute de l'escarrhe, brûlez une seconde
fois le fond de la plaie, si la première cautérisation ne vous parait pas s'y être étendue, et entre-
tenez-en la suppuration pendant cinquante jours.

Ouvrez sans délai à l'aide du bistouri la plaie
qui n'a pas été cautérisée et qui s'est cicatrisée ,
brûlez-la et faites-la suppurer.

Cautérisez encore les pustules sous-linguales qui
paraissent quelques jours après la morsure d'un
animal enragé, et à cet effet, pendant un mois ,
examinez avec soin plusieurs fois le jour, la surface inférieure de la langue.

On a recommandé le chlore en topique et à l'intérieur, les gargarismes et la tisane avec la décoction des sommités de genêt, l'infusion sudorifique
animée avec l'alcali volatil, la poudre de Dower ,
l'émétique, les purgatifs, les frictions mercurielles,

le calomel à haute dose, on a essayé, on a proposé des moyens violens ou hardis ; la cautérisation répétée est le seul sur lequel on doive fonder
quelque espoir.

DE LA PUSTULE MALIGNE.

Scariez et cautérisez la pustule maligne ; appliquez des boutons de feu sur les points les plus durs
de l'engorgement qui lui sert de base, lorsque la
cautérisation ne diminue ni son étendue, ni sa dureté : recourez aux lotions avec l'eau chlorurée,
salée, avec le collyre de Lanfranc, aux cataplasmes
échauffans, aux tisanes acidulées, à l'émétique, à
la décoction de quinquina, ou aux simples délayans, en raison des symptômes fournis par le dérangement des grands viscères.

Ne confondez pas avec la pustule maligne l'inflammation, à aspect livide, connue sous le nom
d'anthrax, de guépier, qui se développe spécialement à la partie postérieure du tronc, qui guérit
par une incision profonde et cruciale, laquelle
procure une hémorrhagie abondante et fait cesser
l'étranglement.

P. S. On sent très-bien qu'en traitant de l'asphyxie, des empoisonnemens, de la morsure des
vipères et de la rage, je n'ai pû écrire d'après mes
propres inspirations, d'après mon expérience : je
n'ai fait que suivre les règles tracées à cet égard
dans les ouvrages les plus répandus.

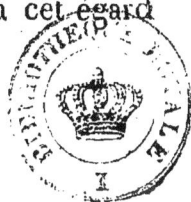

FIN.

TABLE.

www.ingramcontent.com/pod-product-compliance
Lightning Source LLC
Chambersburg PA
CBHW060601210326

41519CB00014B/3536